ESSAI PRATIQUE

SUR LES

SIROPS ALCOOLIQUES

Lyon.—Imp d'Aimé Vingtrinier.

ESSAI PRATIQUE

SUR LES

SIROPS ALCOOLIQUES

PAR

ÉMILE MOUCHON

PHARMACIEN,

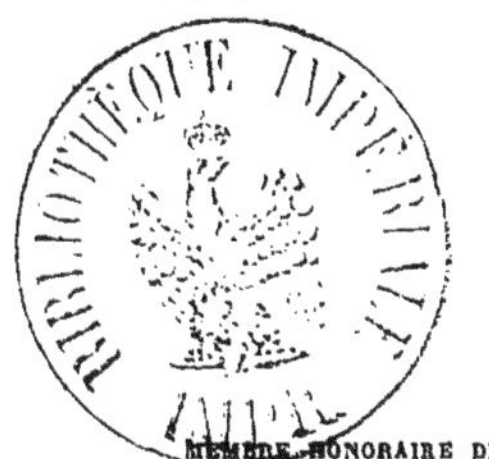

MEMBRE HONORAIRE DES SOCIÉTÉS IMPÉRIALES DE MÉDECINE ET D'AGRICULTURE DE LYON,
DES SOCIÉTÉS DE PHARMACIE ET DE L'EST DE LA MÊME VILLE,
PRÉSIDENT DU SYNDICAT DE LA SOCIÉTÉ DES PHARMACIENS DE LYON ET DU RHÔNE,
MEMBRE CORRESPONDANT D'UN GRAND NOMBRE DE CORPS SAVANTS
NATIONAUX ET ÉTRANGERS. ETC., ETC.

> La vérité appartient à celui qui sait s'entourer
> de toutes les preuves et l'embrasser dans toutes
> ses applications.
>
> Docteur DUPAU.

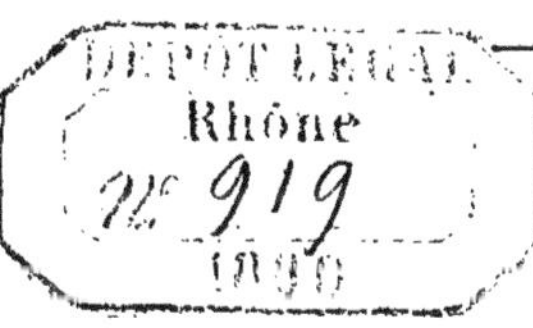

PARIS	LYON
F. SAVY, LIBRAIRE	CHEZ L'AUTEUR
Rue Bonaparte, 20	Rue Royale, 14

1860

A

TOUTES LES SOCIÉTÉS DE PHARMACIE DE FRANCE,

l'expression aussi franche que bien sentie

de mon dévouement et de mes sentiments confraternels.

———————

A

LA SOCIÉTÉ DE PHARMACIE DE PARIS EN PARTICULIER,

le témoignage de ma haute estime et de ma profonde gratitude
pour le lustre et les bienfaits qu'elle répand sur notre profession , notamment pour l'importante et pénible tâche qu'elle
s'est imposée dans la révision des procédés opératoires appliqués à la préparation des produits officinaux.

Puisse ce noble exemple trouver de nombreux imitateurs parmi
nous , et disposer les esprits au perfectionnement des préparations galéniques, but suprême de l'art pharmaceutique !

———————

PRÉFACE

Si l'eau peut être considérée, en quelque sorte, comme le dissolvant universel ; si elle se prête merveilleusement à une foule innombrable d'usages économiques, industriels et autres de la plus haute importance, dont les incessantes applications se traduisent par d'immenses bienfaits, et dont la pharmacie, en particulier, fait journellement son profit dans les cas si divers, si variés qui en réclament si impérieusement l'emploi, l'alcool, ce dissolvant par excellence des principes actifs de la plupart des corps qui appartiennent au règne végétal, a, sur elle, un avantage incontestable dans la grande majorité des cas où il s'agit d'extraire ces principes.

Comme confirmation de cette grande vérité, qui ne souffre pàs, du reste, la moindre contestation, et qui n'admet pas l'ombre d'un doute pour les hommes de l'art, nous avons le témoignage irrécusable des extraits alcooliques ét des alcoolés , produits dont l'excellence est si manifeste pour chacun de nous , et dont la supériorité est si funeste aux produits aqueux , lorsque nous établissons des points de comparaison entre eux.

Les faits parlent si haut en faveur de ces deux classes de médicaments , que plus on réfléchit à l'importance du sujet, plus on reste frappé d'étonnement en présence de cette aveugle routine qui laisse jouer un si grand rôle aux extraits aqueux, en même temps qu'elle tend à amoindrir de plus en plus celui des teintures alcooliques , lorsqu'il faudrait, au contraire, réduire à sa plus simple expression celui de ces extraits, en maintenant toutefois dans la pratique ceux d'entre eux qui sont une honorable exception à la règle, et en donnant aux alcoolés l'importance capitale qui leur est si légitimement due.

Les alcoolés et les extraits alcooliques ont , à mes yeux, une telle valeur, qu'ils me semblent dignes, à tous égards, d'occuper le premier rang parmi les diverses classes de produits pharmaceutiques qui figurent le plus honorablement dans nos pharmacopées. Fidèles représentants des corps végétaux dont ils portent les noms, ils en ont toutes les vertus sans en avoir les inconvénients, dépouillés qu'ils sont de certaines matières inertes qu'il est presque toujours utile d'en éliminer, non seulement pour en changer avantageusement la forme et en amoindrir considérablement le volume, mais encore pour dégager la matière active de celle qui ne l'est pas.

S'il est à regretter que les alcoolés en-particulier ne reçoivent pas de fréquentes destinations dans la pratique médicale, il est regrettable aussi que ces produits ne soient pas ou presque pas utilisés dans la préparation d'un certain nombre de sirops, attendu que s'il est à désirer que les extraits alcooliques en général prennent la place des extraits aqueux, comme beaucoup plus sûrs, beaucoup plus énergiques et infiniment plus propres, par leur nature de bon aloi, à supporter avantageusement l'épreuve du temps, il est à considérer que les sirops alcooliques, préparés comme je l'entendrais, devraient l'emporter de beaucoup, par leur puissante énergie, sur les sirops aqueux qu'ils seraient destinés à remplacer.

Ces sirops formeraient une classe à part, sous l'appellation distinctive de *sirops alcooliques*.

En raison de leur plus grande énergie, ils pourraient être soumis à une posologie plus restreinte, lorsque des raisons particulières ne permettraient pas d'agir avec quelque vigueur ; dans les cas contraires, on trouverait en eux, dans les limites ordinaires, des agents bien plus propres à seconder les vues du médecin, sans qu'il eût jamais à redouter cette puissance d'action dont ils seraient doués, puisqu'elle pourrait être calculée ou prévue à l'avance, en raison de la constante régularité des produits, tandis qu'en thèse générale, elle ne peut pas l'être d'une manière parfaitement exacte, lorsqu'on s'adresse à des sirops variables par l'insuffisance ou le vice des traitements aqueux.

Ces traitements peuvent être rationnels jusqu'à un certain point, et ils le sont effectivement dans un assez grand nombre de cas où l'on n'a que faire de l'emploi d'un menstrue alcoolique , ainsi qu'on l'a constaté maintes fois, et ainsi que l'indique d'ailleurs la nature de certains agents ; mais cette rationabilité n'existe plus lorsqu'il s'agit d'attaquer des bourgeons de sapin, de l'ipécacuanha, de la valériane, des roses de Provins, de l'écorce d'oranges amères, etc., vérité dont il sera facile de se convaincre, par les explications diverses, déduites de la nature particulière de chaque agent, que j'aurai soin de donner dans le cours de ce travail.

Il y a, certes, du radicalisme dans ma proposition ; mais ce radicalisme me semble si bien fondé, si bien inspiré , les conséquences m'en paraissent si utiles, si profitables, que je ne crains pas de le produire au grand jour et d'en prendre toute la responsabilité , dussé-je me mettre en contradiction avec moi-même, dans les opinions que j'ai pu émettre à une autre époque ; dussé-je aussi heurter de front certaines croyances dans ce qu'elles ont de plus respectable : l'autorité des faits et la sanction de l'expérience. Or, comme la routine est tenace de sa nature, et que les meilleures raisons peuvent être combattues par les plus mauvaises, il est plus que probable qu'il s'élèvera des objections contre ma proposition. On pourra dire, par exemple, que les sirops aqueux employés jusqu'à présent ont paru répondre assez dignement à la confiance qui leur est accordée ; que l'expérience en a déterminé et les bons effets et la posologie , et qu'on ne voit pas pour quels motifs on chercherait à les rendre plus énergiques, plus chargés de principes actifs ; qu'il paraît d'ailleurs abusif de recourir soit à l'alcool, dont le prix est élevé et compromettant pour nos intérêts, soit à la distillation que je fais souvent intervenir, et qui peut parfois compliquer le manuel opératoire, tout en le rendant onéreux ; qu'au surplus cette opération ne peut être praticable que dans les laboratoires qui ont à satisfaire à une consommation d'une certaine importance, les établissements moins favorisés ne pouvant pas, comme l'exigerait ce nouveau mode, opérer sur des quantités qui seraient hors de proportion avec leur débit.

Personne n'est moins disposé que moi à mettre en doute les propriétés des sirops qui résultent de la mise en pratique de nos procédés ordinaires, lorsque ces procédés sont religieusement observés ; mais il ne s'en suit pas qu'il faille leur rester fidèles lorsqu'ils peuvent être remplacés avantageusement. On doit s'attacher, sur toutes choses, à donner aux produits toute la puissance que l'on est en droit d'en attendre. Or, le menstrue le plus convenable pour atteindre ce but, dans les cas assez nombreux que je me propose de citer, comme dans beaucoup d'autres que je passe sous silence, est incontestablement l'alcool d'un titre approprié à la nature du corps à épuiser.

Quant aux objections qui peuvent porter sur le prix du menstrue et sur les complications de l'opération, elles sont du domaine d'un ordre d'idées qui ne mérite pas d'être sérieusement combattu. Ce n'est, d'ailleurs, qu'en s'exagérant les conséquences qu'un calcul égoïste peut reculer devant la mise à exécution des nouveaux moyens que je propose, attendu qu'il n'est rien de plus simple et de plus facile, à mon avis, qu'une distillation, et aussi parce que

les cas où l'alcool doit être sacrifié sont relativement peu
nombreux, et le seraient-ils tant et plus d'ailleurs, qu'il
serait peu digne de s'arrêter devant cette considération
de bas étage, en présence de cette dignité professionnelle,
de ce devoir humanitaire qui parle si haut à notre conscience, dans la noble carrière de notre profession. S'il y
a dans l'homme deux instincts antagonistes, l'un qui le
pousse au mal, l'autre qui l'attire vers le bien, il appartient plus particulièrement au médecin et au pharmacien
de n'obéir qu'à ce dernier, parce qu'il n'est rien de plus
compromettant pour la santé publique qu'une conscience
qui se joue de la vie de ses semblables. « Souvenez-vous,
disait Hippocrate à ses disciples, que vous n'aimerez véri-
tablement votre art qu'autant que vous serez des amis sin-
cères de l'humanité. » Ce qu'il disait à ses disciples, il
pourrait le dire aujourd'hui avec la même autorité aux
membres du corps pharmacéutique, s'il pouvait encore faire
entendre sa parole magistrale ; car, médecins et pharmaciens, nous sommes tous, à des titres divers, tributaires
spéciaux de cette pauvre humanité, dont les droits im-
prescriptibles nous tracent invariablement la ligne de
conduite que nous avons à suivre. Ainsi donc, appliquons-
nous cette sentence pleine de moralité, à nous, pharmaciens, et efforçons-nous de la mettre en pratique dans la
mesure de nos modestes attributions, car sauvegarder la
vie de l'homme, c'est servir les desseins de Dieu et se
mettre en paix avec sa conscience. Or, s'il est vrai que
les plus petites causes puissent produire les plus grands
effets, les modifications que je propose doivent avoir leur

raison d'être et se traduire par des considérations d'un ordre élevé, même dans leur modeste simplicité,

On en jugera d'ailleurs par les faits, les remarques et les appréciations qui doivent faire suite à ce préambule, préambule que l'on trouvera peut-être hors-de proportion avec l'importance du sujet, si des idées préconçues viennent amoindrir cette importance, bien que, dans mon opinion, il trouve sa justification pleine et entière dans ce qui va suivre.

Bien que l'application de l'alcool à la préparation de certains sirops, soit, selon moi, susceptible de grands développements, je la bornerai ici à un nombre limité d'exemples, afin de ne pas m'exposer à de fréquentes répétitions, par respect pour mes lecteurs aussi bien que pour moi-même ; mais j'aurai soin de choisir ces exemples parmi les faits les plus propres à éclairer l'opinion de mes confrères sur la valeur réelle de ce nouveau moyen, et du reste de manière à ce qu'ils puissent eux-mêmes, à l'aide des connaissances acquises, en généraliser l'emploi dans une juste mesure.

Cet ouvrage est divisé en deux parties :

La première traitant des sirops simples ou monoïamiques, est nécessairement la plus étendue, eu égard au nombre relativement considérable de produits appartenant à cette série ; elle est aussi la plus importante et la plus intéressante, non seulement parce qu'elle porte sur des sujets plus variés et plus divers, mais aussi et surtout parce que ces sujets sont en parfait accord avec les idées de notre époque, qui veulent que tout soit réduit à sa plus simple expression, et ensuite parce que les applications en sont très-fréquentes et de tous les jours.

La seconde, très-bornée par le nombre d'exemples, puis-qu'elle porte sur les sirops composés ou polyamiques, dont le chiffre est lui-même restreint, tend à la fois à perfectionner et à remettre en crédit ces sortes de produits que des idées de réforme par trop exclusives ont fait singulièrement déchoir dans l'opinion du monde médical, sans aucune espèce de considération pour les titres incontestables qui les recommandent pourtant si fortement à notre attention et à notre confiance, parce que nous oublions trop que le présent renferme en soi les germes de l'avenir, et qu'il a lui-même ses racines dans le passé.

ESSAI PRATIQUE

SUR

LES SIROPS ALCOOLIQUES

SIROPS SIMPLES OU MONOIAMIQUES.

—

SIROP D'ASPERGES.

Le sirop d'asperges, tel qu'on le prépare généralement dans les pharmacies, peut rendre et rend,
en effet, tous les jours, des services réels à l'art de
guérir; cependant il faut reconnaître qu'il est loin
de répondre toujours à ce qu'on attend de lui,
aux espérances qu'il fit naître, lorsque l'illustre
professeur du Val-de-Grâce vint nous signaler les
asperges comme douées d'une propriété sédative
inconnue jusqu'alors, et ajouter par conséquent
une nouvelle valeur à celle que nous lui recon-
naissions, depuis que Dioscorides, Galien et plusieurs
autres auteurs célèbres de l'antiquité nous avaient
révélé la puissance incontestable de cette asparaginée sur les organes uropoïétiques.

Or, si cette vertu sédative, dont sembleraient

s'accommoder si bien certaines affections du cœur, d'après Broussais, n'est pas toujours en rapport avec la gravité du mal, et a pu être souvent compromise, par suite d'insuccès, de telle sorte qu'elle ait pu et dû être mise en doute, même par de bons esprits, n'est-il pas à désirer que nous cherchions à donner au sirop la puissance qui peut lui manquer, dans certains cas pathologiques plus ou moins graves ?

Bien convaincu que je suis de l'insuffisance de cet agent, je répondrais à cette question par l'affirmative, si j'avais à y répondre directement, quelque délicate qu'elle soit, d'autant plus que cette insuffisance est ou doit être la principale cause du discrédit qui pèse sur lui, et, ajoutant le fait à l'affirmation, j'oserais proposer l'emploi des asperges sèches, en remplacement du suc, et leur traitement direct par l'alcool.

Dans mon *Traité des saccharolés*, reconnaissant déjà l'utilité d'une telle modification, je m'efforçai d'en faire comprendre les avantages, tout en publiant un procédé qui consistait dans l'emploi successif de l'alcool et de l'eau, pour le traitement des asperges sèches, et je n'hésitai pas à donner une préférence bien marquée à ce nouveau mode, que je considérais aussi comme préférable à ceux que MM. Latour-de-Tric, Ronzière et Audouard avaient successivement proposés, dans un même but d'amélioration.

Douze ans plus tard, soit en 1851, cherchant à

arriver à peu près au même résultat, par d'autres moyens, et ayant le désir de donner satisfaction à ceux de mes confrères qui peuvent vouloir persister dans l'emploi du suc d'asperges, je publiai, dans ma *Revue du traité des saccharolés liquides*, une modification ayant pour objet l'addition à ce suc de toute la partie extractive que peuvent retenir les asperges, après avoir cédé le suc qui leur est enlevé par expression.

Ce moyen de double extraction, aussi bien que celui dans lequel je fais intervenir successivement l'alcool et l'eau dans le traitement des asperges sèches, donne pour résultat un sirop qui l'emporte de beaucoup, par ses propriétés, sur le sirop de suc d'asperges proprement dit ; néanmoins, je ne doute pas un seul instant de l'accueil peu favorable qu'ils ont pu recevoir l'un et l'autre, parce qu'il est des esprits timides qui, par cela seul qu'il en résulte des produits plus actifs, les repoussent énergiquement ; ou bien parce qu'il est un assez grand nombre de pharmaciens qui, faute d'avoir approfondi les choses, croient n'avoir plus rien à demander à l'asperge, lorsqu'ils lui ont enlevé tout son suc végétal. Or, rien de plus faux que cette opinion, rien de plus contraire au progrès que cette crainte si mal fondée, attendu que, comme beaucoup d'autres végétaux, comme la laitue, par exemple, l'asperge, privée de son suc, peut fournir à l'alcool une quantité très-notable de matière active, et attendu aussi qu'un produit doit être la fidèle représentation du végétal qu'il représente, qu'il soit énergique ou non, qu'il soit dangereux ou qu'il ne le soit pas, parce que la médecine n'attend de lui que ce qu'il promet, rien de plus, rien de moins.

Si cette promesse peut être bien remplie par l'adoption des deux procédés précités, surtout par l'adoption du premier, je ne vois pas pourquoi on les repousserait l'un et l'autre.

Pour ceux qui feraient porter leur préférence sur les asperges fraîches, je renverrais à ma *Revue du traité ;* pour ceux, au contraire, qui verraient, comme moi, un moyen préférable dans l'emploi des asperges sèches, je désignerais le procédé qui figure dans mon *Traité,* et je croirais fermement donner un bon conseil aux uns et aux autres. Néanmoins, comme j'ai reconnu, après plus mûr examen, que rien n'est convenable comme les traitements alcooliques seuls, sur les asperges sèches, j'aurais une tendance plus marquée en faveur du procédé suivant, parce qu'il me semble satisfaire plus complètement à mon désir, par son résultat final.

Prenez : Asperges en poudre mi-fine 500 grammes.
   Alcool à 18° Cartier. . . 4,000 »
   Sirop de sucre.. . . . . 16,000 »

Faites une dilution, avec la poudre et le quart de l'alcool ; introduisez dans un appareil convenable la masse pâteuse qui résulte de ce traitement, et opérez-en l'épuisement avec le reste du menstrue, plus l'eau voulue pour chasser les dernières parties de celui-ci. Combinez ensemble l'alcool et le sirop dans le bain-marie d'un alambic, pour recueillir l'alcool, et, après distillation, ramenez le sirop, par douce concentration, au poids primitif de 16,000 grammes.

Les asperges sèches cédant à l'alcool à 18° tous les principes qui en constituent les propriétés, le sirop qui résulte de la mise en pratique de ce procédé est dans d'excellentes conditions. Il a un aspect qui ne présente rien de défectueux, bien que ses caractères soient plus tranchés que ceux du sirop de suc d'asperges ; aussi est-il et plus chargé en couleur et plus sapide que lui ; aussi peut-on le considérer, à bon droit, comme plus actif ; on peut même ajouter qu'il offre une constitution régulière, tandis que l'autre participe nécessairement de l'irrégularité d'un suc plus ou moins pourvu d'eau de végétation, relativement à la somme de ses principes actifs.

Ajoutez à ces avantages incontestables la faculté de préparer ce sirop à toutes les époques de l'année, attendu que les turions d'asperges secs se conservent longtemps, très-longtemps sans éprouver la plus légère altération, et vous pourrez avoir la mesure de la rationnalité du procédé, si aucune idée préconçue ne vient fausser le jugement.

Cette même faculté n'est pas aussi constante

qu'on peut le croire, par l'application du procédé d'Appert à la conservation du suc d'asperges. Ce suc, en raison de sa grande altérabilité, due à la nature de ses principes, devient facilement putrescible, si cette méthode n'est pas appliquée dans toutes les conditions qui peuvent en assurer la réussite. Il s'en faut de beaucoup que j'aie toujours eu lieu d'en être pleinement satisfait, dans ce cas, sans avoir pu me rendre un compte exact des causes d'insuccès, car ces conditions ont toujours été observées avec tout le soin que comporte l'opération (1).

L'exsiccation des pousses d'asperges est des plus faciles, surtout lorsqu'elles sont divisées par tronçons et exposées dans un local bien sec et bien aéré. Elle réduit ces parties végétales à peu près au seizième de leur poids ; or les 500 grammes qui figurent dans l'opération représentent assez exactement 8,000 grammes de turions d'asperges frais, soit une quantité suffisante pour assurer au sirop un degré d'énergie suffisant aussi, eu égard au mode d'épuisement. Rien n'empêcherait d'ailleurs d'établir une proportion plus forte, dans le cas où la chose serait jugée de quelque utilité, bien que la proportion que j'ai établie permette de réaliser un

(1) On sait d'ailleurs aujourd'hui qu'il faut ajouter aux préceptes d'Appert la condition expresse d'une température atmosphérique, supérieure à 100°, pour la complète réussite du procédé, grâce à l'intéressante communication de M. Favre ; aussi applique-t-on cette condition, avec le plus grand succès, à l'industrie des conserves alimentaires.

produit très-recommandable, bien plus recommandable, je le répète, que celui de nos pharmacopées.

S'il est vrai qu'il faille s'incliner respectueusement devant l'opinion qui accorde une préférence exclusive à la partie verte ou comestible des pousses d'asperges, bien que cette opinion se fonde plutôt sur des probabilités que sur des faits incontestables, il est vrai aussi que la partie blanche, que nous semblons couvrir d'un profond mépris, n'a pas, à mon avis grand chose à envier aux turions, si non comme agent bromatologique, au moins comme agent médical, ainsi que je me suis efforcé de le faire comprendre dans ma *Revue du traité des saccharolés*, et pourrait, par conséquent, rendre des services réels à l'art de guérir, si l'on avait le bon esprit de l'utiliser, quand ce ne serait que sous forme d'extrait, d'extrait alcoolique surtout, parce qu'il est à peu-près certain que les deux parties renferment, à quelque chose près, l'acétate de potasse, le phosphate de la même base et le phosphate de chaux, dont la double analyse nous a révélé l'existence, aussi bien dans la racine que dans les turions, grâce aux talents investigateurs de MM. Dulong et Robiquet. Or, où résident les principales vertus des pousses d'asperges, si ce n'est dans ces matières salines, et aussi dans leur matière résineuse, les autres principes, tels que l'asparagine, l'albumine végétale, la susbstance amyliforme, etc, ne pouvant jouer qu'un rôle bien secondaire dans les médications où figurent ces parties végétales ?

Ce qu'il y a de certain, c'est que le sirop et l'extrait qui résultent du traitement de la partie blanche sont aussi sapides que ceux des turions, à tel point qu'ils peuvent tromper le jugement des praticiens les plus exercés, ainsi que le prouvent les faits pratiques consignés dans ma *Revue*. Il serait donc assez convenable, ce me semble, d'examiner attentivement si cette partie, que nous repoussons si dédaigneusement, ne mériterait pas quelque peu de cette faveur que nous accordons exclusivement aux turions, dans la préparation du sirop et s'il n'y aurait pas moyen de lui assigner une place quelconque dans notre matière médicale, même en la considérant comme devant être placée au second rang, relativement à ces mêmes turions, que je suis, du reste, disposé à croire inférieurs aux racines, comme le croient eux-mêmes d'excellents esprits, au nombre desquels je citerai M. Cazin, de Boulogne, auteur du *Traité des plantes médicinales indigènes*. Or, sans émettre sur les turions l'opinion défavorable émise par ce praticien distingué, je crois pouvoir dire, avec quelque fondement, qu'en appliquant mon procédé au traitement de la racine, on constituerait un sirop pour le moins aussi recommandable que celui des pousses d'asperges, préparé d'après la même opération. L'extrait recueilli par M. Vaudin et expérimenté avec un plein succès, par

M. Gondrin, à titre de diurétique, pourrait, au besoin, donner raison à cette opinion, si elle n'était pleinement justifiée par ce que nous savions, depuis un temps immémorial, des propriétés des griffes d'asperges.

SIROP DE BOURGEONS DE SAPIN.

Les produits oléo-résineux qui exsudent naturellement ou artificiellement des pins, des mélèzes et autres conifères, ont rendu et peuvent rendre de tels services à l'art de guérir ; ils se prêtent à tant d'applications thérapeutiques diverses, que nous comprendrions difficilement qu'après avoir exalté les esprits jusqu'au fanatisme, ils fussent si peu appréciés, si peu employés, si cette espèce de discrédit ne pesait sur une foule d'agents non moins éprouvés, non moins recommandables.

Les bourgeons de sapin, eux qui ont également fait leurs preuves, eux qui participent si bien des propriétés médicales de ces corps oléo-résineux, eux enfin qui ont eu aussi de chauds partisans, occupent aujourd'hui une si faible place dans la thérapeutique qu'ils semblent avoir perdu toute leur importance et tout le crédit dont ils ont joui. Ils jouent un rôle tellement secondaire parmi nous qu'il en est à peine question dans les traités modernes de matière médicale, et qu'ils sont complètement

passés sous silence dans la plupart de nos pharmacopées et de nos formulaires. Rarement et exclusivement employés sous forme liquide (en infusion
ou en décoction), ils n'ont pas eu à figurer, jusqu'à
présent, dans un aucun ouvrage de ce genre.

Quel que soit ce discrédit, on donne généralement
la préférence aux bourgeons de sapin du Nord ou de
Russie, fournis par le sapin commun ou argenté
(*Abies Pectinata*, D C. *Pinus Picea*, L.). Cette
préférence, plus réelle que bien fondée, paraît
dépendre beaucoup plus du grand développement
que peuvent atteindre ces turions que de leur valeur
médicale, car il est de fait que l'on peut, sans se
faire un grand scrupule, les remplacer par des
bourgeons d'espèces congénères, ou de genres
voisins de la même famille, les uns et les autres
ayant, à quelque légère différence près peut-être, la
même puissance thérapeutique. Toutefois, pour
nous conformer à l'usage, nous avons fait porter
notre choix sur les bourgeons de sapin du Nord,
aussi est-ce uniquement sur eux que nous avons
pratiqué nos essais.

Lorsqu'on traite les bourgeons de sapin par un
menstrue alcoolique, soit par macération, soit par
déplacement, le produit ou l'extrait est d'autant
plus résineux, il est d'ailleurs d'autant moins
abondant que le degré aréométrique du liquide
est plus élevé. Plus on baisse, au contraire, le titre
du menstrue, plus l'extrait prend une nature mixte

extracto-résineuse et plus il abonde. Dans le premier cas, on n'a pour résultat qu'un résine molle, verdâtre , dépourvue d'amertume et d'âcreté ; dans le second, le produit, sans cesser d'être homogène, tient enchaînés tous les principes solubles des bourgeons, moins une grande partie de l'huile essentielle, qui a dû se dissiper sous l'influence de la chaleur, aussi est-il à la fois brunâtre, âcre, amer et passablement aromatique.

Or, d'après ces données, l'alcool faible étant pour moi le menstrue par excellence des bourgeons de sapin, je dois en conseiller l'emploi dans la préparation du sirop.

Deux modes , recommandables l'un et l'autre à des titres différents, peuvent être mis en pratique pour cette opération, ainsi que je l'ai dit dans un mémoire spécial sur les bourgeons de sapin , publié, en 1856, dans le répertoire de pharmacie de M. le professeur Bouchardat.

Voici la description sommaire de ces deux modes :

1° Bourgeons de sapin du Nord , en poudre
mi-fine. . . . . 125 grammes.
Hydralcool à 30 degrés . . . Q. S.   »
Sirop de sucre. 4,000   »

Opérez une dilution avec les bourgeons et le double de leur poids d'alcool; exprimez fortement le dilué dans un linge ; faites une seconde dilution semblable à la première ; lavez le résidu avec un excédant d'alcool suffisant pour recueillir 500 grammes d'alcoolé, que vous combinerez au sirop, après toutefois l'avoir filtré et avoir réduit ce sirop au poids de 3,500, pour le ramener, par cette addition, à son poids primitif, dans un vase fermant hermétiquement :

2º Bourgeons de sapin en poudre . . · 250 grammes.
Alcool à 56 degrés centés 2,000   »
Sirop de sucre. . . . . 8,000.   »

Épuisez les bourgeons par le mode décrit précédemment, soit par deux dilutions ; placez le sirop et l'alcoolé dans le bain-marie d'un alambic ; recueillez, par distillation, les trois quarts de l'alcool mis en œuvre, puis ramenez le saccharolé à son point normal.

En refroidissant, ces deux sirops deviennent troubles, de transparents qu'ils étaient, et conservent à peu près le même aspect. Ils se caractérisent l'un et l'autre par une saveur fortement aromatique, bien que l'arome et la saveur soient plus prononcés dans le premier, en raison d'une plus grande quantité de principes volatils et de la présence de l'alcool, mais ils n'en sont pas moins recommandables tous les deux, l'épuisement des turions étant plus complet dans le second que dans le premier, ainsi que le fait présumer l'emploi d'une plus grande quantité relative de menstrue.

En somme, ce sont deux bons produits, recommandables l'un et l'autre, le premier, par la parfaite intégrité des principes volatils et autres des gemmes, l'autre par la présence de toute leur matière résineuse ; cependant, si j'avais à choisir entre les deux , je serais très-disposé à me prononcer en faveur du premier, la présence de l'alcool faiblement titré, dans la proportion d'un huitième de la masse, loin de nuire aux propriétés de l'agent médical, ne pouvant, ce me semble, que leur être favorable, attendu que l'on recherche, dans les produits qui ont les bourgeons de sapin pour base, une action stimulante plus ou moins énergique. Au reste la différence qui existe entre ces deux sirops n'est pas tellement tranchée qu'elle doive donner une grande importance à ce choix, quoiqu'il soit passablement motivé. Ils ont tous deux, on ne saurait le contester, des caractères qui ne laissent aucun doute sur leurs propriétés, tandis que le sirop aqueux, quels que soient les moyens mis en pratique, est un produit d'une efficacité plus que douteuse. S'il fallait une citation particulière, je dirais que celui qui résulte du procédé de M. Sauvé n'a rien qui parle en sa faveur, convaincu que je suis de sa complète nullité.

SIROP D'ÉCORCE D'ORANGES AMÈRES.

Zests d'écorce d'oranges amères.
En poudre peu fine . . . .   250 grammes.
Alcool à 56° centésimaux. . . .   1,000   »
Sirop de sucre   6,000   »

Exercez une dilution sur l'écorce, avec le tiers du menstrue ; introduisez le dilué dans un petit appareil à déplacement, achevez la lixiviation par l'emploi successif de l'alcool mis en réserve, plus une quantité d'eau suffisante pour recueillir à peu près 1000 grammes d'alcoolé, que vous verserez dans le sirop, presque bouillant et réduit au poids de 5000 grammes ; puis laissez refroidir le produit dans un vase parfaitement clos.

Ce sirop, qui est légèrement opalescent, très-aromatique et d'une amertume très-prononcée, puisqu'il contient à la fois l'huile essentielle et le principe amer de l'écorce, serait presque entièrement dépourvu de son arome caractéristique, comme je m'en suis assuré par comparaison si, au lieu de faire le mélange après réduction préalable du saccharolé, je ramenais celui-ci à son poids primitif, par concentration simultanée des deux produits réunis.

Il serait aussi moins, beaucoup moins aromatique et beaucoup moins amer, quelque procédé que l'on mît en pratique, si le zest était remplacé par l'écorce entière, ainsi que le recommandent plusieurs pharmocologistes, et ainsi que je l'ai recommandé moi-même, dans mon *Traité des saccharolés liquides*, publié en 1839, soit à une époque où le zest seul n'était pas ou presque pas encore employé pour cet usage.

Les propriétés de l'écorce résidant entièrement dans le zest et non dans la partie qu'il recouvre et qui en constitue au moins les deux tiers, il est tout naturel de penser qu'en recourant indistinctement à l'écorce, dite curaçao de Hollande, ou au seule zest, qui n'est que la partie supérieure, on doit s'attendre à de grandes différences dans la nature et les vertus du médicament. Au reste, l'emploi du zest est d'autant plus préférable, surtout lorsqu'on exerce les traitements au moyen de l'eau, que la partie blanche ou charnue de l'écorce, par sa nature spongieuse, rend ces traitements toujours plus ou moins difficiles.

Quant à l'hydralcool qui figure dans ce sirop, je ne puis le considérer comme nuisible, eu égard aux propriétés essentiellement toniques, stomachiques et autres analogues qui sont généralement accordées à ce produit, d'autant plus que sa présence se trouve complètement dissimulée par celle de l'agent médical lui-même, dont il favorise l'action médicatrice, sans présenter le plus léger inconvénient.

Si le sirop d'écorce d'oranges amères tend, comme beaucoup d'autres médicaments, à passer de plus en plus dans ce vaste domaine de la spécialité qui, de nos jours, prend des proportions si effrayantes, n'en cherchons pas seulement la cause dans le malaise qui règne parmi nous, dans la crédulité publique et autres éléments peu rassurants pour l'avenir de la pharmacie ; voyons-la aussi un peu dans notre propre faute, et cherchons à détruire, par la perfection de nos produits, ce déplorable discrédit qui pèse sur nous ; car, bien que les pharmaciens, en général, tiennent à honneur d'exercer dignement leur noble profession, ils ne doivent pas se dissimuler que plus la position devient difficile pour eux, plus ils doivent s'efforcer de sauvegarder, à la fois, la santé publique, leur dignité et leurs intérêts professionnels.

SIROP D'ESCULINE MOUCHON (1).

Les preuves multipliées que fournit en ce moment l'esculine, sous la garantie des honorables expérimentateurs qui la couvrent de leur patronage, semblent la rendre si recommandable dans le traite-

---

(1) L'auteur a cru convenable de désigner ainsi l'esculine qu'il retire de la substance amylacée du marron d'Inde , pour la distinguer de celle que fournit l'enveloppe corticale de ce fruit.

ment des fièvres paludéennes, dans les cas surtout où certaines affections du système nerveux, à type intermittent , se montrent si rebelles à tous les moyens connus jusqu'à ce jour, particulièrement à la puissance du quinquina et de ses dérivés, qu'il nous paraît opportun, eu égard au peu de solubilité de ce nouvel agent, d'en faire la base d'un produit qui se présente dans un état de parfaite solution, pour obéir à cette vieille maxime si connue : — *Corpora non agunt nisi sint soluta* — dont on a trop souvent généralisé l'application et méconnu la véritable portée, mais qu'il est pourtant sage de mettre en pratique, dans de certaines limites qui excluent toute exagération, comme je le fais pour l'esculine, en la convertissant en sirop, sans pourtant méconnaître les bons services qu'elle rend journellement à l'état de nature, quelque peu soluble qu'elle soit.

Prenant pour intermède l'alcool à 56 degrés centésimaux, je procède ainsi qu'il suit à la préparation du sirop d'esculine.

Je prends : esculine en poudre. . . . .   125 gr.
Alcool à 56 degrés centésimaux, vingt parties
    sur une, soit . . . . 2,500 »
Sirop de gomme arabique . . . . 8,000 »

Je fais dissoudre l'esculine, à froid, par simple agitation, dans la quantité d'alcool prescrite (quantité reconnue nécessaire) ; je filtre au papier le soluté alcoolique ; je le verse avec le sirop dans le bain-marie d'un alambic ; je procède à la distillation, pour recueillir l'alcool, et je ramène ensuite le sirop à son degré normal, soit au poids primitif de 8,000 grammes.

Bien que ce sirop soit un peu opalescent, l'agent médical y est dans un état de solution qui ne laisse rien à désirer, et dans des conditions telles, d'ailleurs, qu'elles rendent très-facile l'emploi de ce produit. Cet agent y figurant dans la proportion d'un soixante-quatrième, ou de cinquante centigrammes par trente-deux grammes, on peut élever la dose maximum du saccharolé liquide d'esculine jusqu'à cent vingt-cinq grammes, et considérer comme une dose moyenne celle de soixante, pour les personnes adultes.

L'esculine, dont j'ai modifié le procédé depuis sa publication dans quelques recueils périodiques et dans ma *Monographie des principaux fébrifuges indigènes*, est un précieux agent dont il n'est plus permis de méconnaître le mérite. Douée de propriétés anti-périodiques incontestables, elle fait journellement ses preuves comme telle sans jamais donner lieu à aucun désordre dans l'économie. Si elle n'égale pas le quinquina et ses dérivés, à titre de fébrifuge, elle peut le remplacer parfois avec avantage, notamment dans les cas si fréquents et souvent si rebelles, si intolérables de névralgies à type intermittent, ou même rémittent. Son effet,

dans ces cruelles maladies, est si sûr, si prompt et
si marqué tout à la fois, qu'il suffit, le plus souvent,
de l'administrer une ou deux fois pour en triompher.
Du reste, les faits rapportés par MM. les docteurs
Monvenoux, de Montluel, Le Vicaire, de Toulon,
le témoignent assez, ce semble, pour convaincre les
plus incrédules. Aussi ne faut-il rien moins qu'un
scepticisme outré pour que le doute puisse se produire au milieu de cet imposant faisceau de preuves
authentiques. Mais le moment n'est pas éloigné, je
l'espère, où l'esculine triomphera de toutes les hé-
sitations, comme de toutes les incertitudes qui nui-
sent en ce moment à la généralisation de son emploi, et ce triomphe viendra donner raison à
l'excellente opinion que quelques médecins dignes
de foi ont formulée en faveur de ce nouveau produit (1).

SIROP DE GAÏAC.

L'étude chimique du bois de gaïac nous révèle,
d'après Trommsdorff, l'existence d'une abondante
quantité de matière résineuse, dans laquelle se
trouve enchaînée intimement une substance d'une

(1) A ce qui précède, dit M. le docteur Le Vicaire, dans une
lettre qui a été publiée dans la *Gazette médicale de Lyon*, je ne crains
pas d'ajouter que je suis porté à regarder l'esculine comme étant
l'une des plus heureuses acquisitions de la thérapeutique.

nature à peu près analogue, que cet habile chimiste désigne sous le nom de gaïacine, en se fondant sur l'extrême âcreté qui la caractérise, et qu'il faut bien se garder de confondre avec la prétendue gaïacine de Buchner, qui n'est elle-même que la résine, réduite, par dépuration, à 80 p. % de son poids, tandis que la gaïacine proprement dite, ne constitue qu'une faible partie du corps résineux, d'après Buchner lui-même, qui lui refuse cette dénomination, tout en reconnaissant les caractères qui la distinguent, et tout en lui attribuant, du reste, comme Trommsdorff, Liébig et autres chimistes, toutes les propriétés médicales du gaïac.

Moins exclusif que toutes ces célébrités, je crois fermement qu'il faut attribuer à la gaïacine de Trommsdorff une bonne partie de ces propriétés, mais je suis loin de refuser à la résine et à la matière aromatique qui simule si bien l'arome agréable de la vanille, une part des bons effets thérapeutiques du gaïac.

Or, lorsqu'on traite ce bois par l'alcool à 56° centésimaux, on lui enlève non seulement ces trois constituants, mais encore la matière extracto-muqueuse qui les accompagne, laissant intactes l'albumine et la gomme, qui résident probablement, en petite quantité, dans sa masse.

Et pourtant l'alcoolé, seul produit pharmaceutique vraiment recommandable, parmi tous ceux qui figurent dans nos pharmacopées, ne jouit d'autres faveurs que celles que nous voulons bien lui accorder, à titre de dentifrice, tandis qu'il porte avec lui, sous un petit volume, tout ce qui a fait la réputation du gaïac.

L'eau, par des traitements successifs, par des décoctions réitérées et prolongées, enlève bien à ce bois une partie de ses principes actifs, mais il en faut des masses pour atteindre ce résultat incomplet. D'une nature très-dense et essentiellement résineuse, le gaïac ne se laisse attaquer par ce menstrue que dans des conditions tout à fait défavorables à la constitution des produits; aussi ceux-ci ne constituent-ils, la plupart du temps, que des adjuvants dans les traitements mercuriels et autres où ils sont applicables, tandis qu'ils pourraient en être la base, s'ils se présentaient avec toute la force d'action qui doit leur appartenir. De là, ces masses de liquide à ingurgiter, lorsqu'on veut faire jouer un rôle important à l'agent qui nous occupe; de là aussi, sans doute, les insuccès de ce moyen et, par suite, l'espèce de défaveur qui pèse sur lui.

La résine, il est vrai, constitue un produit naturel auquel on ne peut refuser une grande énergie, lorsqu'elle n'a pas passé entre les mains des fraudeurs, lorsqu'elle est dans toute sa pureté primitive; mais elle ne représente jamais assez fidèlement, assez complètement les éléments qui résident dans l'alcoolé bien préparé; aussi avons-nous cru utile de faire de celui-ci la base de trois produits pharmaceutiques, propres à remplir toutes les indications, dans un mémoire que nous avons publié, en 1854, dans le Journal de pharmacologie de Bruxelles et dans le Répertoire de pharmacie, et croyons-nous très-opportun de reproduire ici le procédé à l'aide duquel nous obtenons un excellent sirop de gaïac.

Ce procédé, le voici tel que nous l'avons décrit :

Sirop de gomme arabique. . . . . . .   4,000 grammes.
Teinture de gayac, au quart. . . .   2,000   »

Opérez le mélange de ces deux produits dans le bain-marie d'un alambic ; montez convenablement l'appareil distillatoire, pour recueillir les six huitièmes de l'alcool employé ; enlevez le chapiteau lorsque vous avez atteint ce résultat, versez le sirop bouillant dans une bassine et faites-le concentrer à une douce chaleur, par ébullition néanmoins, jusqu'à ce qu'il accuse 31 degrés à l'aréomètre ou 4 kilogrammes à la balance ; recevez enfin ce saccharolé dans un vase de terre et couvrez aussitôt l'ouverture du vase jusqu'à complet refroidissement.

Il résulte de ce procédé un sirop très-homogène, grâce à la présence de la gomme, qui émulsionne et tient parfaitement en suspension toutes les parties actives de l'alcoolé.

L'arome propre au gaïac existe ici dans toute sa plénitude, la distillation ne lui permettant pas de s'éliminer, non plus que la concentration qui suit cette opération. Or, on peut estimer que rien de ce qui doit constituer les propriétés du gaïac n'est soustrait au produit, et qu'il y a là toutes les conditions favorables à la puissance médicatrice de cet agent (1).

Le gaïac n'y figure que pour un huitième, tandis qu'il entre pour un quart dans le sirop du codex ; néanmoins, comme il y est représenté dans toute son intégrité, il donne au produit une supériorité incontestable, ainsi que le témoignent les caractères tranchés qui distinguent ce saccharolé, bien que ces caractères n'aient rien qui mette obstacle, d'une manière absolue, à son usage journalier ou soutenu. On reconnaît en effet qu'il y a là un médicament énergique, sans qu'on puisse lui reprocher rien de ce qui peut motiver une contre-indication absolue ; c'est que tous les éléments qui le constituent y sont combinés de manière à n'en laisser prédominer aucun d'une manière fâcheuse, notamment cette âcreté que la gaïacine fait reprocher au gaïac, comme à tous les agents qui en dérivent, et à laquelle on a souvent dû l'abandon forcé de cette zygophyllée.

____

(1) L'alcool qui passe à la distillation n'entraîne avec lui aucun principe du gaïac. Il faudrait une température plus élevée. pour soustraire à ce corps une partie de son arome, d'autant plus que la matière sucrée paraît retenir assez fortement celui-ci.

SIROP DE GENTIANE.

La gentiane a joui d'une telle célébrité chez les Grecs et chez les Arabes de l'antiquité ; elle justifie si bien du reste cette haute opinion, qu'il est bien permis d'exprimer un regret en présence de la froide indifférence qui, de nos jours, accueille cet agent, l'un des plus recommandables, sans contredit, de la matière médicale.

En raison de cette déchéance si peu méritée, le sirop lui-même ne jouit que d'une médiocre faveur, que lui dispute seul l'oenolé, tandis qu'autrefois on voyait la gentiane figurer avec honneur dans une foule de médicaments composés et dans une foule de prescriptions d'origine plus ou moins grecque, plus ou moins arabe.

S'il ne nous reste guère, de toutes ces richesses pharmacologiques, qu'un petit nombre de produits, il est au moins de notre devoir de leur consacrer tous nos soins, et le sirop en particulier, lui qui, par sa nature et par sa forme, se prête si bien aux prescriptions médicales, doit être l'objet de ces soins d'une manière toute spéciale.

En suivant les indications fournies par les pharmacologistes français ; en se conformant à celles que j'ai eu occasion de fournir moi-même dans mon *Traité des sirops*, on répond parfaitement

à ce besoin ; mais , en considération de la nature de la gentiane , les traitements aqueux, quoique rationnels sous le rapport du résultat , ont
des inconvénients qui rendent l'exécution difficile. Les traitements alcooliques, au contraire, se
font avec une telle facilité qu'ils se recommandent,
par ce seul avantage, à l'attention des pharmaciens. Conduisant avec assez de promptitude à
un résultat définitif, ils permettent de compter sur
un parfait épuisement de la matière, sur une complète représentation de ses principes actifs. Cependant, comme l'eau elle-même est un assez bon
dissolvant de ces principes, lorsqu'on sait bien
en diriger l'emploi, l'alcool n'a sur lui de supériorité que celle qu'il tire des moyens d'exécution ;
mais ces moyens sont de nature à motiver en sa
faveur la préférence que je lui accorde ; aussi suis-je
parfaitement disposé à conseiller son emploi dans
les conditions suivantes :

Gentiane pulvérisée. . . . .   125 grammes.
Hydralcool à 56°.   500   »
Sirop de sucre   4,000   »

Épuisez, par lixiviation, la poudre de gentiane,
et ajoutez les 500 grammes d'alcoolé, dans un vase
clos, au sirop presque bouillant, après l'avoir réduit au poids de 3,500 grammes
Ce sirop est d'une parfaite transparence, d'une
belle couleur, d'une grande amertume et d'une

odeur franche de gentiane. Il a du reste beaucoup d'analogie avec le sirop de gentiane résultant de la mise en pratique du procédé que j'ai consigné dans mon traité ; il a pourtant de plus que lui un arome plus marqué, une amertume un peu plus prononcée. Quant au montant alcoolique, il est complètement dissimulé dans la masse, comme dans tous les autres sirops qui contiennent intégralement l'alcool mis en œuvre.

Au reste, on peut, sans aucun inconvénient, dans un sirop de cette nature, tolérer la présence d'une quantité relative d'alcool, attendu qu'il peut utilement associer son action toxique à celle de la gentiane. Néanmoins, comme la gentiane peut fort bien se passer de cet auxiliaire, on pourrait procéder par distillation, pour recueillir l'alcool combiné au sirop, dans les cas où l'on agirait sur des quantités d'une certaine importance, d'autant plus que la distillation laisse à peu près intacte, dans le sirop, la partie volatile de la racine. Or, sans attacher une grande importance à ce principe, on peut se permettre de lui attribuer des propriétés propres à concourir, dans une certaine mesure, à l'action puissamment médicatrice du principe amer ou gentianine, si l'espèce d'ivresse qu'il produit chez l'homme soumis à son influence, doit être prise en considération.

SIROP D'IPÉCACUANHA.

L'ipécacuanha, par la nature amylacée de son axe ligneux, semblerait se prêter assez difficilement aux traitements aqueux ; cependant j'ai suffisamment prouvé, dans mon *Traité des saccharolés liquides*, qu'en usant de la dilution et du déplacement dont elle est suivie, lorsqu'on opère à froid, on rend ces traitements beaucoup plus faciles et plus fructueux que lorsqu'on a recours à l'eau chaude, et surtout à l'eau bouillante que prescrivait l'ancien codex.

L'ipécacuanha est d'autant moins propre aux traitements par l'eau, que les pharmaciens, en général, cessant d'obéir à un scrupule assez mal fondé, emploient aujourd'hui toute la racine, soit la partie corticale et le meditullium amylacé, tandis qu'autrefois on se montrait esclave de ce scrupule, parce qu'on attribuait toutes les propriétés de cette racine à la partie corticale seule. Erreur grossière que les expériences concluantes de Soubeiran et autres praticiens expérimentés, au nombre desquels je ne crains pas de me placer, ont mise dans tout son jour. On sait, à n'en pouvoir douter, que l'écorce est plus riche que l'axe ligneux, qui, au fond, ne constitue qu'une faible partie de la racine (un cin-

quième ou un quart, au plus); mais on sait aussi
que ce dernier, pour être moins pourvu de matière
active, l'est pourtant assez pour être utilisé. Aussi,
n'en déplaise à nos devanciers dont j'ai pendant
de longues années partagé l'opinion et suivi scru-
puleusement l'exemple, ne puis-je que donner mon
approbation à l'utilisation de toute la racine, en considérant comme presque gratuit et mal fondé le mépris qui portait sur le méditullium, et considérant
aussi que ce serait faire bon marché de ses propres
intérêts que de sacrifier, sans motifs valables, le quart
environ d'une racine que le commerce de la droguerie ne livre jamais qu'à un prix plus ou moins élevé.

Or, s'il est très-convenable de mettre à profit
toutes les parties de l'ipécacuanha, il ne l'est pas
moins d'en extraire toute la matière qui en constitue les propriétés, et dès lors il n'est rien de mieux
que l'emploi de l'alcool à un titre peu élevé, ce
menstrue l'épuisant mieux que l'eau et donnant lieu
à des produits de meilleure nature. L'extrait surtout en est le témoignage le plus convaincant, le
plus irrécusable; aussi ne peut-on qu'applaudir,
avec de légères restrictions néanmoins, à l'emploi
de ce produit dans la préparation du sirop, sans
toutefois méconnaître l'excellence d'un sirop d'ipécacuanha résultant du procédé suivant:

Ipécacuanha en poudre. 500
Alcool d'une densité de 56 degrés centésimaux. 2,500
Sirop de sucre.. 18,000

Épuisez complètement l'ipécacuanha, par lixiviation ou déplacement, dans un appareil convenable, et, après avoir recueilli toute la masse alcoolique plus un excès, s'il le faut, en usant, comme toujours, de la ressource ultime de l'eau, pour chasser les dernières parties alcooliques, filtrez-la et introduisez-la dans l'alambic avec le sirop, pour procéder à la distillation; puis ramenez ce sirop à son poids primitif.

Le résultat de cette double opération n'a, comme tous ceux des opérations précédentes, rien qui ne puisse satisfaire complètement l'opérateur : le sirop n'est ici nullement troublé; il se conserve mieux, beaucoup mieux que les sirops aqueux ; il est plus chargé en couleur, sans l'être trop pourtant, et il a encore de plus que lui de pouvoir être considéré comme la représentation intégrale de la racine employée, car on ne peut pas en dire autant avec la même raison du sirop aqueux et de celui dans lequel figure l'extrait alcoolique, l'eau, je le répète, n'atteignant pas aux dernières limites de l'épuisement, et l'extrait alcoolique refusant à l'eau une faible partie de sa masse, partie dans laquelle il est permis de soupçonner la présence d'un peu de matière active, quoique ce soupçon n'ait été manifesté nulle part. Aussi, si j'avais à défendre la cause du procédé du codex, je n'hésiterais pas à conseiller le remplacement de l'eau par l'alcool faible, comme dissolvant de l'extrait ; mais j'aime mieux me constituer le défenseur du procédé que je viens de décrire, parce que je le crois préférable à tous ceux qui ont été proposés, notamment à celui que j'ai cherché à faire adopter dans mon *Traité des saccharolés.*

SIROP DE PAVOTS BLANCS OU DIACODE.

Il n'est rien de plus variable, dans nos officines, que les conditions dans lesquelles on se renferme pour la préparation de ce sirop; rien de plus variable, de plus incertain, par conséquent, que la puissance de cet agent, d'autant plus qu'il faut ajouter, aux funestes causes de variabilité que nous avons à déplorer, l'habitude si blâmable qui fait substituer, dans certaines localités ou dans certaines pharmacies peu dignes de confiance, le sirop d'extrait thébaïque au sirop diacode.

Ici on emploie l'extrait aqueux, là l'extrait alcoolique, dont les propriétés ont une puissance triple; ailleurs, de petites ou de grosses têtes de pavot, l'infusion ou la décoction, etc., etc.

Il y a à cet égard un tel arbitraire, une telle confusion d'idées et de principes, un tel sans façon d'ailleurs, que les médecins qui prescrivent ce sirop, — et ils l'emploient tous journellement — doivent éprouver plus d'un mécompte. Cependant, il n'est pas de produit plus utilement, plus généralement mis à profit, parce qu'il en est peu qui se prêtent comme lui aux besoins incessants de la médecine.

Ainsi, d'une part, anarchie presque absolue ; de l'autre, besoin plus absolu encore de faire de ce sirop un médicament propre à rendre tous les services, je dirai même tous les bienfaits que l'on est en droit d'exiger de lui.

Pour arriver à ce but suprême, on n'a rien trouvé de mieux que l'emploi de l'extrait alcoolique que consacre le codex ; mais ici encore s'élèvent les objections que j'ai eu occasion de produire ailleurs, eu égard à l'incomplète solubilité d'un extrait alcoolique dans l'eau. Et, d'ailleurs, pour le dire une fois pour toutes, en passant, n'est-ce pas quelque chose que d'avoir à éviter l'emploi d'un extrait dont la préparation exige tant de soins attentifs, et dont la nature est loin d'être irréprochable, lorsque ces soins scrupuleux ont fait défaut ? Ne savons-nous pas, au surplus, qu'il est des pharmaciens assez peu scrupuleux ou assez mal appris pour substituer, comme je l'ai déjà fait remarquer, l'extrait aqueux à l'extrait alcoolique, non seulement dans ce cas particulier, mais dans d'autres non moins importants ? Ici, surtout, cette substitution est d'autant plus déplorable que l'extrait lui-même, pour être dans de bonnes conditions, aurait besoin d'être préparé avec l'eau distillée, une eau calcaire ayant l'inconvénient de précipiter de la morphine, d'après la judicieuse remarque de M. Guéranger, et de nuire, en général, aux propriétés des extraits. Or, il est peu de pharmaciens qui préparent leurs extraits avec de l'eau distillée. Au reste, que celui de pavot le soit ainsi ou autrement, il laisse aussi une partie de sa masse sur le filtre, lorsqu'il est aqueux et qu'il est repris par l'eau, pour former la base du sirop qui nous occupe. La différence qui peut exister alors est du plus au moins, l'emploi de l'eau distillée donnant lieu à des produits plus solubles que ceux pour lesquels on a recours à l'eau commune.

Ainsi, pour parer à de tels inconvénients, je propose encore ici de faire l'application directe de l'alcool à la préparation du sirop diacode, et de procéder de la manière suivante :

Capsules de pavots blancs de grosseur moyenne
    au moins et en poudre grossière. 2,000
Alcool à 56° de densité . . , ... 10,000
Sirop simple 12,000

Faites une dilution avec le tiers du menstrue alcoolique ; placez le magma dans un grand cylindre de Boullay, muni de ses deux diaphragmes, ou dans un grand appareil à la Dubelloy, dont il n'est que la modification, et procédez à l'épuisement de la matière par des affusions alcooliques successives, avec le reste du menstrue, plus l'eau complémentaire, pour recueillir toute la masse d'hydralcool .

employée ; montez l'appareil distillatoire contenant le mélange de sirop et d'alcoolé ; recueillez toute la partie spiritueuse et faites concentrer le sirop jusqu'au point voulu.

Là encore sont toutes les conditions normales d'un produit irréprochable, la base y figurant dans toute son intégrité et dans un rapport à peu près invariable ; là, comme ailleurs, rien ne pouvant faire soupçonner la moindre perte, la moindre altération de l'agent médical, de telle sorte qu'il soit permis au médecin de préciser avec quelque certitude les doses du sirop et d'en calculer les effets beaucoup mieux qu'il ne pourrait le faire avec le sirop obtenu à l'aide de tout autre moyen.

Il faut bien dire aussi que, quelque bon, quelque rationnel que soit le procédé, il importe de faire choix de bons pavots suffisamment développés et aussi riches que possible en morphine, si l'on veut donner à cette certitude toute sa force et toute sa raison d'être, les petits pavots brisés et souvent vermoulus que l'on trouve assez généralement dans le commerce de la droguerie, pour cet usage et autres, étant très-pauvres en matière active et ne présentant par conséquent aucune garantie. S'il y a économie pour le pharmacien dans l'emploi de tels pavots, il y a préjudice notable pour les malades, et cette considération toute puissante doit faire taire toutes les autres, les principes d'économie du pharmacien n'étant respectables qu'alors qu'ils n'ont rien de nuisible, rien de compromettant pour la santé publique.

Les pavots à l'état de maturité renferment, quoiqu'on en dise, une quantité notable de morphine, bien que cette quantité ne soit pas suffisante pour l'exploitation, et, s'il est vrai que le liquide qui exsude de ces capsules, par suite des incisions, soit bien différent et beaucoup plus riche en alcaloïde que celui qui circule physiologiquement dans les vaisseaux, il est vrai aussi que ces capsules ont des propriétés incontestables qui en feront toujours un agent d'autant plus énergique, d'autant plus précieux que les moyens d'extraction seront plus utilement appropriés à leur nature et que l'élaboration de leurs principes sera plus complète ; de là, je le répète, le choix de pavots convenablement mûrs, convenablement développés et l'emploi d'un menstrue alcoolique d'un titre peu élevé.

SIROP DE PÉCHER.

Si un vieux praticien de mon âge trouve plus d'un sujet de satisfaction dans le complet abandon d'une foule de nullités, que l'ignorance et la superstition d'une autre époque nous présentaient sous un jour très-favorable, il doit, par contre, déplorer amèrement le délaissement qui porte sur

des agents d'une valeur incontestable, et particulièrement sur le sirop de fleurs de pêcher.

Ce délaissement est tel en effet, il résulte d'un
tel mépris pour la plupart des médicaments ou des
agents qui jouissaient jadis de la faveur publique,
que ce ne serait pas assez de tout l'ascendant des
Guy-Patin, des Simon Piètre, des Riolan, des Coste
et Willemet, pour remettre celui-ci en honneur
parmi nous. Héritiers sensuels des anciens, les modernes conservent exclusivement leurs faveurs pour
le fruit, et n'aiment de la fleur que les espérances,
si souvent illusoires, qu'elle donne à leur sensualité.
Aussi voyez avec quel souverain mépris ils traitent
celle-ci, lorsque ces espérances ont fait place à une
triste réalité ! Trouvant qu'elle n'est bonne à rien,
même sous forme de sirop, ils la laissent honteuse-
ment séjourner dans nos officines.

Cependant, si j'ai bonne mémoire, et si les témoignages des auteurs précités sont l'expression de
la vérité, moins une certaine exagération qui en
compromet la sincérité, nous ne pouvons pas méconnaître tout ce qu'il y avait de fondé dans la bonne opinion qui a valu aux fleurs de pêcher soit à
l'état de nature, soit sous la forme de sirop, l'excellente réputation dont elles ont joui et dont elles
jouissaient encore il y a une vingtaine d'années.

Journellement et incessamment employé jusqu'a-
lors, le sirop en particulier figurait dans une foule
de prescriptions, seul ou associé à d'autres agents,

4

partageant ainsi la faveur publique avec le sirop de chicorée composé, et la justifiant pleinement par d'excellents résultats, pourvu toutefois qu'il fût dans de bonnes conditions.

Tel que Lémery nous l'a fait connaître, et tel que le Codex lui-même en prescrit la préparation, le sirop de fleurs de pêcher peut dignement remplir ses promesses ; il le peut aussi, quoiqu'à un moindre degré peut-être, par l'emploi des fleurs sèches, comme je l'indique dans mon traité ; néanmoins, quelque perte que puissent subir ces parties végétales, par l'acte de la dessiccation, l'épuisement complet que permet d'obtenir l'action puissamment dissolvante de l'alcool faible donne lieu à un résultat que ne permet certainement pas d'atteindre l'emploi pourtant rationnel des fleurs pourvues de tout leur suc de végétation.

D'ailleurs, quel grave inconvénient que celui qui résulte de l'obligation de recourir à un suc végétal que le pharmacien ne peut se procurer, avec quelque peine, qu'à une époque fixe de l'année ! Il est tel, en vérité, que j'ai la presque certitude de l'infidélité des pharmaciens en général à cet endroit, et que je ne me sens pas disposé à jeter un blâme sur eux, pourvu toutefois qu'ils se renferment dans des conditions analogues ou à peu près analogues à celles dans lesquelles je me renferme moi-même dans ma Monographie, lorsque j'ai à traiter des fleurs sèches, car je blâme hautement ceux d'entre eux qui se permettent de traiter les fleurs fraîches par le double de leur poids d'eau bouillante, comme cela se pratique pour le sirop de violettes, d'œillets et autres de ce genre, un sirop de cette nature n'ayant absolument rien de recommandable, ne ressemblant en aucune façon, par sa nullité presque complète, au sirop du Codex.

Ainsi donc, d'après les considérations que je viens de faire valoir, voici ce que j'aurais à conseiller.

On prendrait :

Fleurs sèches de pêcher.........	500 grammes.
Hydralcool à 21° Cartier.......	3,000 »
Sirop de sucre............	8,000 »

On humecterait la poudre avec son poids d'alcool ; on l'épuiserait ensuite par lixiviation, pour recueillir tout l'alcool employé, que l'on distillerait sur le sirop, après quoi on ferait convenablement concentrer celui-ci.

La puissance de l'alcool est telle ici qu'après avoir étendu le sirop alcoolique de son poids de sirop simple, ou lui reconnaît une grande supériorité sur celui du Codex, en se fondant sur l'intensité des caractères qui peuvent seuls la faire supposer. Sans ce dédoublement, le sirop est si fortement sapide, si fortement chargé de principes, que je serais presque tenté de réduire de cinquante pour cent la quantité de fleurs à employer, si je ne comprenais qu'un sirop de cette nature doit avoir tous les caractères d'un produit actif ; car, en fin de compte, il ne l'est pas tellement, ainsi consistitué, qu'il ne puisse être administré sans nul danger, même à des enfants en bas âge. Il s'agirait de voir seulement si les doses ne devraient pas en être réduites. Rappelons-nous que le sirop de Lémery, pour avoir souvent justifié la réputation dont il a joui, n'en est pas moins un médicament parfois très-infidèle, s'il n'est pas employé à des doses assez élevées pour inspirer une répugnance réelle, par sa quantité, aux enfants de tous les âges. Il est vrai que la saveur du sirop alcoolique a de quoi motiver cette répugnance ; mais, la puissance d'action venant en aide, il est plus que présumable qu'avec une seule cuillerée de cet agent on produirait autant d'effet qu'avec trois du sirop dont nous avons pu constater les effets. Ce devrait être du reste l'objet d'une nouvelle étude dont j'ose garantir, dès à présent, les bons résultats.

Sans trop savoir pourquoi, on accorde une préférence exclusive aux fleurs de pêcher sur les feuilles, depuis que le sirop figure dans nos officines. C'est là encore un de ces fréquents exemples de cette foi aveugle qui fait accepter sans contrôle ce que l'autorité d'un grand nom nous fait considérer comme une vérité incontestable. Or, après les essais si concluants de quelques auteurs recommandables, en tête desquels on doit placer MM. Boulduc, de l'Académie des sciences, Coste et Willemet, auteurs de *la Matière médicale indigène*, une telle préférence est-elle bien fondée ? Je ne le pense pas. Entre les mains et sous la direction de ces messieurs, les feuilles ont produit de si bons résultats qu'il est bien permis de leur supposer des propriétés égales à celles des fleurs, et de chercher à les mettre en crédit, d'autant plus qu'il paraît que, fraîches ou sèches, vernales ou automnales, pourvu qu'elles soient dans de bonnes conditions, elles peuvent rendre les mêmes services à l'art, d'après les assertions pleines de bonne foi des deux derniers auteurs précités.

SIROP DE QUINQUINA.

Avant l'année 1820, époque de la découverte de la quinine par MM. Pelletier et Caventon, il était permis à l'opinion de s'égarer et de porter à faux, dans ses appréciations sur la nature et la valeur relative des diverses espèces de quinquinas ; mais, depuis que les investigations de la science ont dissipé jusqu'aux derniers vestiges de l'erreur, en nous révélant ce que cette nature a de plus intime, on ne peut expliquer la faveur dont jouit le quinquina gris que par le prestigieux ascendant des traditions qui portent avec elles un caractère respectable ; aussi ne faut-il pas trop s'étonner du respect qui a été exclusivement voué à cette espèce par les auteurs du codex eux-mêmes.

L'époque de la publication de cette pharmacopée était en effet trop rapprochée de celle de la fameuse découverte, pour que cet ascendant n'exerçât pas encore un certain empire sur l'opinion des honorables rédacteurs ; car il est de l'essence de l'esprit humain, malgré les nobles aspirations qui donnent l'impulsion à sa marche ascendante, de faire de fréquents retours vers le passé, avant d'accepter résolûment les progrès du présent et de croire fermement aux promesses de l'avenir.

Or, il y a assez loin aujourd'hui de 1837 à cette époque pour que les faits accomplis en faveur du quinquina jaune aient pu l'emporter sur ceux qui pouvaient plaider la cause du quinquina gris ; aussi est-il plus que probable que le codex que nous promet l'avenir donnera à chacune de ces rubiacées le rang qui lui appartient si légitimement, et que le *cinchona cordifolia* prendra la place du *cinchona officinalis*, dans le formulaire légal, à la grande satisfaction des médecins et des pharmaciens, comme au grand profit des malades.

Les pharmaciens de Lyon, eux qui, par exception, ont été assez bien inspirés pour accorder, dès le principe, une préférence presque exclusive au quinquina jaune, dans la préparation des produits officinaux et magistraux ayant le quina pour base, doivent faire des vœux ardents pour que ce qui n'est encore qu'une espérance soit bientôt un fait accompli pour tous les pharmaciens de France, attendu que, par droit de conquête, le premier rang appartient incontestablement au quinquina jaune ; or c'est à lui, à lui seul qu'il faut s'adresser pour mettre fin à cette anarchie d'où résultent tant de funestes conséquences, et pour assurer aux produits cette sûreté d'action, cette puissance d'énergie que l'on recherche presque toujours dans les médications où figure cette précieuse écorce, et qu'on ne trouve pas au même degré dans ceux qui ont le quinquina gris pour base, surtout lorsqu'on s'est adressé à une espèce de mauvaise nature.

Ainsi, sans oublier que les rubiacées du genre *cinchona* doivent leur première célébrité au *cinchona officinalis*, sans méconnaître les titres incontestables de cette espèce à la reconnaissance publique, sachons apprécier chaque espèce comme elle mérite de l'être, et reconnaissons enfin que le *cinchona cordifolia*, par sa richesse relative, doit être désormais le premier en titre (1) ; mais n'oublions pas aussi que cette espèce, par sa nature particulière, cède beaucoup plus difficilement ses principes à l'eau que sa congénère, et que les moyens

______

(1) Si la cinchonine est beaucoup plus abondante dans le quinquina gris que dans le jaune, par contre, ce dernier est beaucoup plus riche en quinine ; et, en tenant compte de la quantité totale des deux alcalis contenus dans chaque espèce, on reconnaît que la richesse est environ double dans la jaune.

d'extraction, pour lui être utilement appropriés, ne doivent pas être tout à fait les mêmes lorsqu'on opère l'épuisement par ce menstrue.

Le quinquina gris, corps d'une nature beaucoup plus gommeuse, se prête mieux aux traitements aqueux que le quinquina jaune. Celui-ci est si peu accessible à ces traitements qu'il ne faut pas moins de cinq décoctions successives, aidées de la puissance chimique d'un acide concentré, comme l'acide chlorhydrique, par exemple, pour l'épuiser complètement. Le travail spécial que j'ai publié, en 1856, dans le tome XII du *Répertoire de pharmacie* et que d'autres journaux ont reproduit, le témoigne suffisamment. Et pourtant est-il beaucoup de pharmaciens qui mettent ces moyens en pratique lorsqu'ils ont à traiter du quinquina jaune? Je voudrais bien, mais je ne puis malheureusement pas le croire, d'autant plus qu'il y a assez généralement confusion dans le traitement à faire subir aux deux espèces ; c'est-à-dire qu'il est des pharmaciens qui, croyant pouvoir traiter le quinquina jaune comme le gris, se bornent à la seule décoction, prescrite par le codex. Or, entre cette décoction et les cinq que je prescris dans mon mémoire, avec addition d'acide hydrochlorique pour les deux dernières, il y a une telle différence dans les résultats, que les produits ne peuvent pas supporter la moindre comparaison ; aussi, impuissance d'une part et puissance d'énergie de l'autre.

Pour parer à de tels inconvénients, dont la gravité ne peut échapper à personne, il faudrait, de toute nécessité, que mon procédé fût généralement adopté, en tant qu'il serait appliqué à l'épuisement du quinquina jaune par l'eau, dans la préparation de l'extrait, celui que je vais décrire devrait lui être préféré à plusieurs égards.

Malgré les avantages que je me plais à lui reconnaître, malgré l'excellence du résultat, s'il s'agissait de la préparation du sirop, parce qu'il donne lieu à un produit plus énergique et de meilleure nature, en raison d'un plus complet épuisement de l'écorce, dont il est la plus fidèle représentation, et ensuite parce que tous les principes qui en constituent les propriétés n'ont subi aucune atteinte nuisible pendant l'opération.

Ce procédé, le voici :

Quinquina jaune titré, en poudre.　1,000
Alcool à 80° centièmes　.　.　.　.　4,000
Sirop de gomme du codex　.　.　.　8,000

Humectez soigneusement la poudre avec un kilogramme d'alcool; placez-la avec le même soin dans un appareil convenable, et épuisez-la complètement par lixiviation, avec les trois parties d'alcool mises en réserve, plus l'eau voulue pour l'élimination des dernières parties de ce menstrue. Recueillez l'alcool que peut fournir la distillation, après l'avoir

58

incorporé dans le sirop, et ramenez celui-ci à son titre normal (1).

De là résulte un sirop d'une très-grande amertume qui témoigne d'une grande puissance ; il est d'une couleur rougeâtre très-intense et d'une demi-transparence prononcée (2).

La constante homogénéité et la demi-transparence de ce sirop m'autorisent à penser que la gomme exerce là plus qu'une influence physique, surtout depuis que les recherches si lumineuses de l'honorable M. Frémy sur la nature intime des gommes, nous a révélé la présence de la chaux dans la proportion de trois pour cent, et démontré par conséquent que ces produits végétaux, loin d'être classés, comme on l'a fait jusqu'à présent, parmi les principes immédiats neutres, doivent être considérés

(1) En 1851, époque de la publication de ma revue des saccharolés liquides, j'étais déjà si bien pénétré de l'utilité des traitements alcooliques, que je conseillais l'emploi successif de l'eau et de l'alcool. Il résultait de la mise en pratique de ce double traitement un produit d'une grande énergie, bien que je lui préfère le sirop purement alcoolique, non seulement parce qu'il est plus actif, plus homogène, plus transparent, grâce à la présence de la gomme, mais encore parce qu'ici il n'y a aucune perte d'alcool.

(2) Ce produit est tellement chargé de principes actifs, qu'après l'avoir additionné d'une égale quantité de sirop simple, on lui reconnaît encore une constitution et particulièrement une amertume qui peut le faire considérer à l'égal du sirop aqueux le mieux préparé.

L'addition d'une faible quantité d'acide hydrochlorique rend l'amertume plus intense, tout en donnant au sirop un plus bel aspect et tout en ajoutant à sa demi-transparence.

comme des composés calcaires, résultant de la combinaison de la chaux avec un acide très-faible, soluble dans l'eau, qu'il nomme acide gommique.

Je suis d'autant plus disposé à croire ici à une action chimique, que lorsqu'on ne fait pas intervenir la gomme, dans ce cas particulier surtout, le sirop est non seulement disposé à former, en peu de temps, un précipité très-abondant, mais encore il présente une couleur noirâtre et un trouble manifeste qu'il n'est pas permis de reprocher au sirop gommeux.

Au reste, si l'on ajoute à ce sirop alcoolique non gommeux un léger excès d'acide muriatique, les principes qui troublaient sa transparence se dissolvent instantanément, et le sirop, de trouble et noirâtre qu'il était, devient transparent et rougeâtre, à tel point que, à l'amertume près, qui n'est ni plus ni moins caractéristique, le sirop n'est plus ce qu'il était : il a alors un aspect qui flatte la vue, tandis qu'avant il avait quelque chose de repoussant qui ne pouvait le faire considérer que comme un produit très-défectueux. S'il était permis de produire ce phénomène, sans dépasser le point de saturation, le sirop pourrait être classé parmi les bons produits, mais cet excès d'acide ne permet pas de lui assigner cette place, bien qu'il soit peu manifeste pour les organes du goût.

Il y a donc tout lieu de faire intervenir la gomme arabique, dans la préparation du sirop de quinquina jaune alcoolique. Je dois même ajouter que j'ai acquis, depuis longues années, la certitude que ce corps peut figurer avec avantage dans le sirop de quinquina jaune aqueux, bien que sa présence n'ait pas le même degré d'utilité que dans le sirop alcoolique. Il donne plus de fixité au produit aqueux, tout en l'empêchant de se troubler ; mais alors on peut en réduire la proportion de moitié, sans se trouver au-dessous de la limite voulue. Bien que le quinquina gris résiste beaucoup moins à l'influence de l'eau que le jaune, il se laisse si bien, si complètement épuiser par l'alcool à 56 degrés centésimaux, que je n'hésite pas à lui appliquer mon procédé, avec cette modification dans le titre aréométrique du menstrue. Aussi, ne suis-je pas étonné que MM. Félix Boudet et Soubeiran aient proposé, dans le temps, l'emploi successif de l'alcool et de l'eau, quoique je ne voie pas l'utilité de l'eau, lorsque l'alcool a exercé son influence sur le quinquina. Le tout est d'employer une quantité suffisante de ce dernier menstrue, et c'est ce que ne font pas ces Messieurs.

Si la présence de la gomme n'a pas autant d'importance dans le sirop de quinquina gris que dans le sirop de quinquina jaune, elle en a pourtant une réelle, la gomme donnant au produit une grande fixité et une transparence qu'on ne trouve pas au même degré dans celui qui n'en contient pas, quoique ses caractères n'aient rien de défectueux.

Plus que partout ailleurs peut-être, — et c'est beaucoup dire, l'emploi d'un menstrue alcoolique est d'une utilité incontestable dans la préparation du sirop de quinquina ; mais cette utilité est plus grande, plus manifeste dans le traitement du *cinchona cordifolia* que dans celui du *cinchona officinalis*. Si elle pouvait être mise en doute par quelques esprits sceptiques, j'en appellerais au témoignage des hommes dont la compétence est notoire, notamment à celle de mes honorables collègues, MM. Guilliermond père et fils. Ce dernier vient de publier, dans la *Gazette médicale de Lyon*, au folio 86 du tome XII, un travail qui témoigne une fois de plus en faveur des traitements alcooliques et qui, dans l'application particulière qu'il en fait, plaide péremptoirement au profit de la cause que je soutiens ici. « Pour dissoudre et réunir tous les principes du quinquina, dit M. Guilliermond fils, très-bon juge en pareille matière, l'alcool est le meilleur véhicule que l'on puisse employer ; c'est le dissolvant par excellence des principes du quinquina. Mon père, dans un mémoire inséré, en 1813, dans le *Journal de pharmacie*, en a fait le premier l'observation. Non seulement l'alcool dissout mieux que l'eau et le vin la combinaison dans laquelle se trouvent engagés les alcaloïdes du quinquina, mais encore il la sépare complètement du ligneux. Ainsi donc, l'extrait de quinquina, préparé avec de l'alcool à 80°, représente exactement le quinquina en nature, sans en excepter aucun de ses principes, si ce n'est le ligneux, etc. »

Si rien n'est mieux fondé que ce jugement, rien n'est susceptible d'une application plus générale, ce qui est essentiellement vrai pour le quinquina pouvant l'être, à des titres divers, pour tous les agents qui font le sujet de cet ouvrage.

Aussi, je ne vois rien de plus rationnel que l'adoption du moyen que je propose, rien de plus propre à imposer silence aux plaintes légitimes, quoique tant soit peu exagérées, que MM. Berthé et Dannecy ont cru devoir porter sur les vices de préparation qui font du sirop de quinquina un produit plus ou moins irrégulier, plus ou moins infidèle, d'autant plus qu'à ces mêmes vices vient se joindre l'arbitraire qui règne malheureusement sur le choix de l'espèce, ce choix portant, pour les uns, sur le quinquina gris, pour les autres sur le jaune, sans compter qu'il peut porter plus d'une fois sur une mauvaise qualité, lorsqu'on ne s'entoure pas de toutes les garanties voulues, y compris l'essai quinométrique de MM. Glénard et Guilliermond.

N'ayant d'autre désir que la complète cessation d'un tel état de choses, il ne me reste plus qu'à faire des vœux pour que ce désir trouve son entière satisfaction dans l'adhésion générale des médecins et des pharmaciens, et ce vœu est d'autant plus ardent qu'il porte sur un sujet d'une importance capitale (1).

SIROP DE RATANHIA

Il est, de nos jours, une opinion généralement accréditée qui plaide en faveur de l'extrait aqueux de ratanhia, préparé à froid et par lixiviation, par ce seul avantage, digne à tous égards d'être pris en sérieuse considération, qu'il est complètement soluble dans l'eau, tandis que l'extrait alcoolique ne l'est qu'en partie, et d'ailleurs par le fait d'une erreur qui attribue toutes les propriétés du ratanhia à la matière soluble, bien que, dans des travaux spéciaux, j'aie fait tous mes efforts pour la combattre.

Lorsqu'on reprend par l'alcool faible le ratanhia épuisé par l'eau, on recueille un alcool très-chargé en couleur, dont le contact avec la membrane muqueuse produit instantanément une astriction tellement forte, qu'il est impossible de méconnaître là la présence d'une quantité très-notable de ma-

(1) Les écorces de quinquina gris que l'on trouve dans le commerce, dit M. Blondeau, dans ses intéressantes *Études sur les extraits de quinquina*, étant d'une composition très-variable et toujours beaucoup plus pauvres en alcaloïdes que le quinquina calisaya, ce dernier devrait toujours être préféré, dans toutes les circonstances où l'action médicale doit être rapportée à la présence de la quinine et de la cinchonine.

tières tannantes, unie à ce qu'on appelle aposthème de ratanhia. Cette substance, qu'on abandonne généralement, n'a probablement pas toute la valeur que peut avoir l'extrait aqueux, mais elle en a une réelle, incontestable. Expérimentée, il y a une vingtaine d'années, à l'Hôtel-Dieu de Lyon, par le docteur Brachet, qui voulut bien me prêter son concours obligeant, elle répondit parfaitement à mon attente ; aussi ai-je vivement à regretter que cet habile praticien n'ait consigné nulle part le résultat de ses observations.

S'il est bien prouvé, pour moi, que cette matière est douée de propriétés énergiques, n'ai-je pas eu raison de proposer de la mettre à profit soit ailleurs, soit dans mon *Traité des Sirops*, et d'user, pour cela, du double traitement que je fais subir à la racine, pour constituer un sirop doué de toute l'énergie qu'elle possède ?

J'admets volontiers, avec MM. Boullay et Soubeiran, que l'extrait aqueux est plus énergique que l'extrait alcoolique, bien que la chose ne me paraisse pas suffisamment prouvée, mais, tout en admettant cette supériorité, je dois faire mes réserves en faveur du double traitement, lorsqu'il s'agit de la préparation du sirop, et voici pourquoi : en traitant le ratanhia successivement par l'eau et l'alcool, on fait entrer dans le sirop non-seulement tout ce qu'on peut lui faire rendre par l'eau, mais aussi tout ce que l'alcool peut lui enlever après, et l'on a ainsi un sirop pourvu de toutes les matières actives de la racine, tandis que le sirop purement aqueux n'en contient évidemment qu'une partie, la partie restante ne pouvant céder qu'à l'influence de l'alcool. Et, si j'ai recours ici à un moyen mixte, pour traiter le ratanhia, c'est que ce moyen me permet de combiner à la fois la matière tannante avec la gomme et autres constituants qu'il est bon, qu'il est utile d'associer, dans un produit de cette nature, tandis que l'alcool seul laisse intacte la gomme et tout ce qui vient en aide au tannin, en modifiant utilement la puissance astrictive qu'il exercerait avec trop de force sur la membrane muqueuse, car c'est à cette association que le ratanhia doit les propriétés particulières qui ont fait sa réputation.

J'avais eu d'abord l'idée de recourir seulement à l'alcool, à titre d'essai, mais je n'ai pas eu lieu d'être pleinement satisfait de cette tentative, non-seulement parce que la gomme, le mucus et autres corps ne figuraient pas dans le produit, mais encore parce que l'absence de ces mêmes corps ne lui permet pas de présenter la transparence qu'il est bon de lui donner. Le sirop est extrêmement chargé en couleur et très-sapide, il est vrai, mais il manque de cette transparence qui en fait la beauté; et il est évident que lorsqu'on peut parer à cet inconvénient, surtout en ajoutant aux propriétés du sirop, on doit le faire sans hésitation aucune, comme je le fais par l'adoption du moyen-terme suivant, qui n'est, du reste, que la reproduction de celui que j'ai consigné dans mon traité, en même temps qu'il est un des exemples à suivre, toutes les fois que l'emploi simultané de l'eau et de l'acool peut être considéré comme le plus rationnel.

Voici le procédé tel que je l'ai décrit dans le temps, et tel que je le suis depuis plus de vingt-cinq ans, sans lui avoir fait subir la plus légère modification.

Ratanhia en poudre.........	500
Eau pure..............	2,000
Hydralcool à 56°..........	1,000
Sirop de sucre...........	4,000

On introduit la poudre dans l'allonge de l'appareil de Robiquet et Boutron ; après l'avoir convenablement tassée, on pratique de fréquentes affusions d'eau froide, et, dès que toute l'eau est consommée, on fait succéder l'alcool à ce menstrue, pour recueillir, d'une part, l'hydrolé, de l'autre l'alcool, dont les dernières parties sont chassées par une quantité d'eau convenable.

On filtre séparément ces deux liquides ; on ajoute peu à peu le premier, puis le second, dans le sirop bouillant, en laissant toutefois un intervalle entre chaque addition ; puis on continue la concentration jusqu'à ce que la balance n'accuse que le poids du sirop employé.

En usant de ce double moyen de traitement, on arrive à la possession d'un sirop extrêmement chargé en couleur, d'une astringence excessive et parfaitement transparent ; mais il faut, pour qu'il présente d'excellents caractères, des caractères qui témoignent de toute la puissance d'un produit de ce genre, et pour qu'on n'ait plus qu'à se féliciter d'ailleurs d'avoir donné la préférence à la racine, sur l'extrait que prescrit le codex, il faut, dis-je, que l'on ait fait choix d'une racine de bonne nature, exempte de souches, que ce soit au *krameria triandra*, ou au *krameria ixine* qu'on se soit adressé, les souches de ces deux espèces, que l'on peut employer indistinctement, d'après l'opinion de M. Schuchardt, ne possédant qu'une faible quantité de matière extractive. On peut aussi, bien que je ne l'aie pas indiqué ici, recourir, avec quelque avantage, au moyen proposé par M. Breton, pharmacien, à Grenoble, soit à l'emploi d'une faible quantité de sucre (30 grammes pour 500 de ratanhia), afin de faciliter, comme il l'a reconnu, l'action dissolvante de l'eau ; cependant la chose ne me paraît être vraiment de quelque importance qu'alors qu'il ne s'agit que de l'emploi de l'eau, pour la préparation de l'extrait ; dans le cas du double traitement, la racine éprouvant un complet épuisement.

Pour justifier la préférence que j'accorde à la racine, je dis, entre autres choses, dans la *Revue*

rapide du traité des saccharolés liquides : si
l'extrait de ratanhia qui figure dans nos officines
résultait d'un seul et unique procédé, s'il était
toujours et partout le même, la préférence que lui
accorde le codex, sur la racine, pourrait trouver
sa justification. Mais qui de nous ignore qu'il n'en
est nullement ainsi, et qu'il n'est rien de variable
comme la nature de ce produit, comme le mode à
l'aide duquel on l'obtient? Purement alcoolique
pour les uns, aqueux et alcoolique pour d'autres,
par suite de l'emploi successif des deux menstrues,
seulement aqueux pour ceux qui suivent les prescriptions du codex, l'extrait de ratanhia est, en
effet, un produit qui ne peut servir de base au sirop
de ce nom qu'entre les mains des pharmaciens qui
ne s'inspirent que des préceptes de l'art, ou des mou-
vements bien ordonnés d'une conscience éclairée.

A moins qu'on ne fasse agir sur la partie qui a
résisté à l'action de l'eau assez d'alcool pour l'en-
traîner, ou qu'on ne fasse intervenir soit les deux
parties d'alcool que je propose dans mon traité,
soit le moyen mis en pratique par Huraut, moyen
qui se réduit à une simple addition d'eau bouillante,
à poids égal de liquide et d'extrait à employer ; à
moins, dis-je, qu'on ne mette à profit une intervention de ce genre, on n'arrivera jamais qu'à un
résultat déplorable, et encore faut-il que, dans ce
dernier cas, l'extrait soit peu chargé d'apothème,
pour qu'on puisse vaincre la difficulté.

SIROP ET MELLITE DE ROSES.

La nature fibreuse des roses de Provins est telle, leur réseau est tellement serré, tellement résistant, et leur matière extractive y est si fortement combinée; elle est d'ailleurs si peu soluble dans l'eau, même bouillante, qu'il en faut une quantité relative considérable pour en opérer le complet épuisement. De là de graves inconvénients tout à fait préjudiciables à la bonté des produits. Aussi s'est-on évertué à tourner la difficulté, à chercher un mode à la fois plus praticable et plus rationnel ; mais, à l'exception d'un seul, de celui de M. Chevalier, pharmacien à Bourgtherouble (Eure), qui a eu l'heureuse pensée de faire intervenir l'alcool, nul n'a été heureux dans les moyens d'exécution, et encore peut-on dire que M. Chevalier a tellement compliqué son procédé qu'il l'a rendu, en quelque sorte, inadmissible, bien qu'il se soit montré animé d'excellentes intentions et qu'il ait fait preuve d'ailleurs de beaucoup de sagacité.

M. Chevalier a eu la bonne inspiration d'appliquer l'alcool à l'épuisement des roses, dans la préparation du miel rosat, ce qui veut dire qu'il l'appliquerait aussi, s'il avait à préparer le sirop de roses rouges, attendu que ce qui est utilement, rationnellement applicable à l'un de ces deux pro-

duits doit l'être à l'autre avec le même succès ;
mais il a, je le répète, introduit dans son procédé,
que l'on trouvera consigné dans plusieurs journaux,
notamment dans le cahier de novembre 1858 du
Répertoire de pharmacie, des difficultés dont il
est facile de s'affranchir, même en se proposant
d'arriver à un résultat plus satisfaisant que celui
qu'il a pu atteindre lui-même. Or ce résultat, on
peut facilement l'atteindre par le procédé suivant,
que j'applique ici à la préparation du mellite de
roses, et que l'on peut également appliquer à celle
du sirop du même nom.

MELLITE DE ROSES.

Roses de Provins en poudre. . .	500
Alcool à 56°.	2,500
Mellite simple	5,000

Épuisez les roses par dilution et déplacement, en
recourant, comme toujours, à l'eau pour chasser les
dernières parties du liquide alcoolique ; mêlez intimement l'alcoolé et le sirop de miel, et distillez jusqu'à
élimination de tout l'alcool ; puis, par une douce
concentration, réalisez 5,000 grammes de mellite.

Par ce procédé, vous recueillerez un mellite
chargé de tout ce que les roses peuvent fournir, la
partie aromatique y figurant en totalité, ou à peu

près, aussi bien que toute la matière extractive,
les roses cédant à l'acool tout ce qu'elles possèdent
d'actif, et le mellite ne permettant pas à la partie
volatile de ces fleurs de s'échapper pendant l'acte
de la distillation, tant son union avec lui est intime ;
aussi l'alcool recueilli est-il, chose étonnante, tout
à fait dépourvu de l'arôme des fleurs, à tel point
du reste qu'il peut être applicable, sans difficulté, à tout autre usage ; il m'est même permis d'ajouter que, contrairement à ce qu'on peut
généralement croire et craindre tout à la fois, cette
remarque peut prendre un caractère de généralité
qui souffre peu d'exceptions, dans les diverses
opérations qui font le sujet de ce travail, et qui
milite en faveur de l'emploi de l'alcool. S'il en était
autrement, la nouvelle application que j'ose proposer trouverait inévitablement de nombreux dé-
tracteurs parmi mes confrères, car les motifs qu'ils
pourraient faire valoir contre son adoption auraient
assez de gravité pour en motiver le rejet, même en
présence des avantages incontestables qui plaident
si bien en sa faveur.

Le mellite qui résulte de la mise à exécution de
mon procédé est si fortement chargé en couleur,
si riche en principes actifs, si beau d'ailleurs de
transparence et d'aspect, surtout lorsqu'il est légèrement additionné d'une quantité d'acide sulfurique,
par exemple, sans le rendre pourtant acide, qu'on
ne peut le mettre en présence du mellite du codex

sans constater immédiatement une grande supériorité en sa faveur. La chose est telle que, après
l'avoir additionné de son poids de mellite simple,
on le trouve à peu près comparable à celui de la
pharmacopée légale, bien qu'il soit plus transparent et d'un plus bel aspect. Néanmoins, s'il était
permis de reprocher aux sirops qui figurent dans
ce travail d'être trop abondamment pourvus de
principes, chose que je ne comprendrais pas, le
reproche me paraîtrait d'autant moins fondé qu'il
s'adresserait à un produit qui n'est guère employé
que sous forme de collutoire ou de gargarisme ;
or on n'ignore pas que ces sortes de moyens ne sont
pas de ceux dont on puisse craindre d'accroître la
puissance, dans de certaines limites mieux appro-
priées à leur destination.

SIROP DE SALSEPAREILLE.

S'il a pu régner, pendant de longues années, du
vague et de l'incertitude dans la question de savoir
quel serait, de l'eau ou de l'alcool, celui de ces
deux menstrues qui conviendrait le mieux à l'épuisement de la salsepareille, les opinions ne peuvent
être, de nos jours, qu'en faveur de l'alcool, ce dissolvant paraissant enlever à cette racine toute sa
matière active, sans aucune exception, tandis que
l'eau, quelque multipliés que soient les traitements

et quelque bien dirigés qu'ils puissent être, d'après les meilleures données de la science, laisse presque intacte celle qui réside dans l'axe ligneux, retenue qu'elle est par la matière féculacée de cette partie centrale, qui ne permet à l'eau qu'un accès peu facile, même lorsqu'elle est dans son état de division convenable.

Alors qu'on ignorait la véritable nature de cet axe et qu'on attribuait toutes les propriétés de la salsepareille à sa partie corticale, on croyait à son complet épuisement lorsqu'on avait fait agir de grandes masses d'eau sur cette écorce; mais, aujourd'hui que d'excellentes analyses nous ont démontré la présence de la salseparine dans toutes les parties de la salsepareille, il n'est plus permis de croire à cet épuisement.

En supposant même qu'il fût possible sur la racine bien écrasée ou pulvérisée, il ne pourrait l'être toutefois qu'à l'aide de traitements multipliés, qui auraient pour funestes conséquences la volatilisation d'une certaine quantité de matière active, plus la formation du composé insoluble que signale Soubeiran, là comme dans les traitements analogues que l'on fait subir à la racine de polygala, formation qui ne peut se produire qu'au préjudice de l'agent médical.

Avec l'alcool, au contraire, on a la presque certitude d'épuiser la salsepareille de tout ce qui en constitue les propriétés, sans avoir à craindre d'en comprompettre la puissance par l'action destructive de la chaleur longtemps soutenue, car si l'alcool rend l'épuisement beaucoup plus complet que l'eau, il rend à peu près impossible toute perte de substance, par le fait même d'un traitement qui ne donne, pour ainsi dire, aucune prise aux chances d'altération, lorsqu'il se fait dans les conditions les plus favorables à leur parfaite intégrité, comme nous le verrons bientôt.

A des époques moins avancées, je professai sur la salsepareille, et cela avec la meilleure foi du monde, dans plusieurs travaux sur le même sujet, des opinions qui ne s'accordent guère, j'en conviens humblement, avec celles que je professe maintenant, parce qu'alors je croyais, avec tous les hommes les mieux autorisés, à la puissance absolue de l'eau sur les principes solubles de cette racine, puissance à laquelle croient peut-être encore beaucoup d'hommes éclairés, en dépit des données de la science.

Plus tard, soit en 1831, époque de la publication de la *Revue du Traité des saccharolés liquides*, je modifiai ces opinions en conseillant le double traitement de l'eau et de l'alcool. C'était déjà un progrès réel, qui consistait, en effet, dans la réalisation du maximum d'épuisement, mais ayant reconnu depuis, par des expériences directes, que la force dissolvante de l'alcool peut le disputer avec avantage à l'action combinée des deux menstrues, et que la masse extractive produite par le double traitement, bien que beaucoup plus considérable, n'est en fin de compte pas plus riche en principes actifs qu'une masse extractive moindre, résultant d'un traitement purement alcoolique, j'ai dû réduire à ce seul moyen le traitement de la racine pour constituer la base du sirop, et c'est ainsi que je suis arrivé à l'adoption du procédé que je vais décrire.

Salsepareille en poudre mi-fine. 1,500
Alcool à 21° Cartier 9,000
Sirop simple. 6,000

Humectez la salsepareille avec un poids égal d'alcool, et privez-la, par déplacement, de tout ce qu'elle peut céder à ce menstrue. Après filtration de ce liquide et son mélange intime avec le sirop, recueillez toute la partie alcoolique, par distillation, et terminez l'opération à l'aide d'une douce chaleur, pour recueillir un saccharolé marquant 31 degrés à l'aréomètre seulement, le sirop de salsepareille résultant de ce procédé ne permettant pas de lui donner un degré de plus sans l'exposer à cristalliser dans les bouteilles, et cela grâce à la présence d'une grande quantité relative de salseparine.

Les caractères non équivoques de ce saccharolé dénotent chez lui une grande puissance. Ils sont tels d'ailleurs qu'ils sont loin de permettre au sirop aqueux de rivaliser avec celui-ci.

On pourrait reprocher à ce sirop d'être peu chargé en couleur ; mais ce reproche, que l'empire de l'habitude rendrait excusable, serait-il bien fondé ? Je ne le crois pas, s'il est vrai, comme j'ai le droit de le penser, en m'étayant de l'opinion la plus respectable et la plus accréditée, que les propriétés de la salsepareille résident particulièrement dans la salséparine, dans son huile volatile, et peut-être aussi dans la quantité assez notable d'iode qu'elle contient, d'après M. Guilliermond fils.

Rien de plus facile d'ailleurs que l'addition à ce sirop de la matière extractive. Il suffit, pour cela, de faire succéder les traitements aqueux aux traitements alcooliques, toujours par déplacement, de recueillir à part le liquide aqueux, chargé de tout l'extractif et de toute l'albumine de la racine, liquide dont le poids s'élève à cinq kilogrammes au plus, tant le passage de l'alcool a rendu facile à l'eau l'épuisement ultérieur de la masse végétale ; de porter l'hydrolé à l'ébullition, pour en éliminer l'albumine, de le faire concentrer avec le sirop jusqu'au retour du poids normal de celui-ci et de remplir les autres indications, à l'aide de l'alcoolé et de la distillation.

Dans ces dernières conditions, le sirop est plus chargé en couleur que celui qui résulte de l'action de l'eau seule, mais il n'est pas plus sapide que

le sirop purement alcoolique, l'extractif n'ajoutant
guère, je crois, à ses caractères physiques qu'une
couleur brune très-foncée, attendu qu'il n'a presque rien de sapide par lui-même, et qu'il paraît,
par conséquent, peu propre à en favoriser les propriétés. Je n'oserais pourtant pas me prononcer
d'une manière absolue à cet égard, attendu qu'il
ne peut y avoir d'infaillible et d'absolu que le jugement d'en haut; aussi n'ai-je aucune raison bien
légitime et sans réplique à faire valoir pour conseiller l'abandon de cette matière extractive à ceux
qui peuvent la croire de quelque valeur.

Dans un mémoire que je publiai en 1858, je
disais, entre autres choses :

J'ai lu , dans le *Répertoire de pharmacie* de dé-
cembre 1857, le remarquable mémoire de M. Serres,
pharmacien à Paris, avec tout l'intérêt que m'inspirent de louables efforts. Plein de sympathie pour
les bons esprits qui, comme lui, savent plaider
éloquemment la cause des végétaux indigènes qui
méritent de fixer notre attention d'une manière
spéciale, j'ai accueilli avec toute la faveur qui leur
est généralement due les bonnes raisons qu'il sait
si bien faire valoir en faveur de la salsepareille
d'Europe (smilax aspera), et qu'une pléïade d'hommes de science avait produites avant lui avec toute
la force et toute l'autorité des faits.

Mais s'il est d'une saine raison et d'une sage
économie de chercher à éclairer l'opinion sur la

valeur réelle des végétaux qui constituent nos richesses indigènes, il est contraire au sentiment de justice qui doit guider cette opinion, contraire aussi à l'esprit de progrès qui nous anime, d'exagérer les reproches que légitiment si bien du reste l'esprit de fraude, les chances possibles d'erreur, plus encore les qualités douteuses en ce qui touche aux diverses salsepareilles exotiques. Nous ne savons que trop, il est vrai, qu'il y a là de graves inconvénients, qui n'ont pas peu contribué sans doute au déplorable discrédit dont les salsepareilles sont ou paraissent frappées, depuis que d'autres agents sont venus leur disputer les faveurs dont elles ont joui, presque sans partage, pendant un grand nombre d'années; mais il serait dangereux d'en conclure, avec l'honorable M. Serres, que « la salsepareille que nous fournit la droguerie ne présente aucune garantie. » Qu'il soit avantageux de lui substituer la plante indigène, s'il est démontré que celle-ci a au moins une vertu égale, je le comprends très-bien; mais que l'on trouve des motifs suffisants d'exclusion dans la crainte exagérée de ne trouver, le plus souvent, que des qualités inertes ou douteuses, ou de trompeuses substitutions parmi les salsepareilles exotiques, c'est, selon moi, pousser beaucoup trop loin les préceptes de la sagesse et s'exposer à leur donner une fausse application. Aujourd'hui comme autrefois, comme toujours, du reste, les salsepareilles étrangères sont de bonne ou de mauvaise qualité, fausses ou vraies ; mais aujourd'hui, comme autrefois, comme toujours, nous avons à nous tenir en garde contre les chances d'erreur, d'altération et de fraude, et je ne sache pas qu'on se laisse mieux tromper de nos jours qu'alors que la salsepareille jouissait d'un grand crédit, qu'alors qu'elle guérissait si bien les personnes atteintes de syphilis constitutionnelle, par exemple. Que l'on revienne aux doses élevées des anciens ; que l'on fasse choix d'une bonne salsepareille d'Honduras ou du Mexique, mieux encore de la Jamaïque, de préférence à celle dite de Carague et autres ; qu'on lui fasse subir un traitement convenable, d'après les enseignements de la science, et ce qui a pu se réaliser en d'autres temps se réalisera fort bien encore, en dépit des assertions contraires, pourvu toutefois que la persévérance ne fasse pas défaut, car c'est souvent pour en avoir manqué que l'on a manqué aussi le but.

Si l'on exclut la salsepareille par cela seul qu'elle peut être falsifiée ou de mauvaise nature, il faudra aussi exclure l'opium d'Orient et le quinquina, parce qu'ils peuvent être et sont assez souvent en effet, l'un pauvre en morphine, l'autre pauvre en quinine. Et, cependant en est-il un d'entre nous qui ait jamais eu la pensée de prononcer cette double exclusion ? Que nous cherchions à nous garantir de la fraude, de la mauvaise foi et de toutes les chances défavorables, rien de mieux : les conseils les plus vulgaires de la prudence nous en font un devoir, en même temps que nos connaissances nous en fournissent les moyens, car il est aussi facile de se pourvoir de bonne salsepareille que de bon opium et de bon quinquina.

Ainsi donc, sachons reconnaître que les *smilax* qui ont eu notre confiance autrefois en sont encore dignes aujourd'hui ; mais, après leur avoir rendu cet hommage avec toute l'impartialité de la bonne foi et de la justice, voyons si cette double garantie sera aussi favorable au *smilax aspera*.

Si la salsepareille d'Amérique a eu pour justifier sa haute réputation les succès les moins douteux, la nôtre ne s'est pas montrée moins digne des éloges qui lui ont été prodigués depuis les époques les plus reculées jusqu'à nos jours, depuis Dioscoride, Matthiole, Fallope, Prosper Alpin, Valmont de Bomare, jusqu'à MM. Banon et Gœger. Après avoir consulté ces auteurs et tous ceux qui se sont occupés aussi du *smilax aspera*, on ne peut pas refuser une confiance pleine et entière à cette asparaginée. La masse des témoignages est si imposante, par l'autorité des noms aussi bien que par le nombre, ainsi que l'a fait observer avec juste raison M. Serres, qu'il ne faut rien moins qu'un scepticisme outré pour refuser à cette plante le crédit qui lui est si légitimement dû.

Le tort serait d'autant plus grave d'ailleurs, si l'on persistait dans ce système de doute, si compromettant pour nos intérêts matériels, que la salsepareille d'Europe abonde dans tout notre bassin méditerranéen et foisonne dans nos possessions africaines. Les environs de Montpellier, en particulier, en possèdent des quantités considérables. D'après les renseignements qui m'ont été fournis tout récemment par l'honorable M. Planchon, professeur de botanique à la Faculté de cette ville, cette plante croît le plus souvent dans les haies vives, dans des fourrés épais d'arbustes, tels que *Quercus coccifera*, *osyris alba*, *jasminum fruticans*, ronces ; mais ces observations portent plus particulièrement sur ce que M. Planchon a pu observer dans les contrées méridionales qu'il a parcourues, et non sans doute sur toutes celles qui possèdent cette plante en abondance ; car, s'il en était ainsi partout, la récolte n'en serait pas toujours facile. Il est plus que probable que, dans nos montagnes des Cévennes, par exemple, où le prix de la récolte serait plus minime que dans le voisinage d'une grande ville, on pourrait s'en procurer de grandes quantités à peu de frais, surtout si, comme je le pense, ou la trouve ailleurs que dans les ronces, les fourrés et les haies vives. J'espère que des renseignements ultérieurs feront une certitude de cette probabilité. Quant à celle qui croît en Algérie, si j'en crois les assurances qui m'ont été données par un ami, possesseur de vastes terrains en ce pays, la récolte en est des plus faciles, aussi facile du reste que la main-d'œuvre est peu coûteuse. Les souches souterraines étant presque verticales à la partie supérieure, et très-peu distantes du niveau de la terre, l'arrachement peut s'opérer sans de grands efforts, même par des enfants, et sans avoir jamais à craindre d'en épuiser la production, attendu qu'elle est inépuisable. On n'aurait à prendre en considération que les frais de transport, bien qu'ils soient relativement très-minimes, en présence du prix élevé des salsepareilles étrangères. Celle que j'ai fait venir d'Alger ou de ses environs m'a coûté un peu plus de dix centimes par kilogramme, abstraction faite des frais de récolte qui ont été nuls pour moi, grâce à l'obligeance de l'ami en question. Or, j'estime qu'en supportant tous les frais, on n'aurait qu'un prix de revient à peu près égal à celui de nos racines les plus vulgaires, surtout en recourant à la salsepareille de l'Hérault ou du Gard, et c'est à elle en effet qu'il faudrait avoir recours, de préférence à celle du littoral africain.

En consultant les auteurs, je crois m'apercevoir que les essais tentés jusqu'à ce jour ont généralement porté sur les radicules et non sur le rhizome de la racine. Pourquoi cette préférence si marquée? Je crois en trouver la raison dans la saveur assez prononcée des radicules et dans l'insipidité comme dans l'apparence tout à fait inerte du rhizome. En effet lorsqu'on examine ce dernier, on ne peut porter sur lui qu'un jugement défavorable, que vient for-

tifier du reste soit la dégustation, soit l'infusion ou
la décoction aqueuse; mais, si l'on pousse l'épreuve
jusqu'au traitement alcoolique, l'opinion, de défavorable et décourageante qu'elle était, devient tout
à coup très-favorable et très-encourageante. Les
caractères de l'alcoolé, qui n'ont guère de compa-
rables que ceux de la teinture de gaïac, révèlent
aux sens du goût et de l'odorat des propriétés que
l'on était loin de soupçonner tout d'abord. Ces radicules sont, comme nous l'avons fait observer,
très-propres à inspirer de la confiance, par leur
aspect aussi bien que par leur saveur, tandis que
le rhizome n'offre rien qui parle en sa faveur, alors
qu'il n'est soumis qu'à un examen superficiel ou
incomplet; mais lorsque l'examen est poussé plus
loin, on ne tarde pas à reconnaître que cette confiance peut s'étendre à toutes les parties de la racine; or, comme le rhizome en constitue au moins
les sept huitièmes, il est évident qu'il convient d'u-
tiliser toutes ces parties pour satisfaire à un principe d'économie très-bien entendu; car il est clair
qu'en rejetant environ sept parties sur huit, on
rend les frais de récolte beaucoup moins minimes
et même passablement coûteux, tout en épuisant
les récoltes huit fois pour une.

Il est certain que si l'on n'appelait pas en aide
l'alcool, pour les traitements à faire subir à ces
parties végétales, et que l'on n'eût recours qu'à des
traitements aqueux, les radicules, comme plus char-

gées de principes et plus propres à céder ces principes à l'eau que le rhizome lui-même, mériteraient incontestablement la préférence ; il est certain aussi qu'ils fourniraient à l'alcool plus de matière extractive, et que, sous ce rapport, les conséquences seraient moins funestes au principe d'économie que je viens de faire valoir ; mais il n'en est pas moins vrai qu'en tout état de cause il est conforme à ce même principe de mettre toute la racine à profit, parce que les huit parties réunies fournissent quatre fois plus de matière extractive qu'une seule partie de radicules (par l'alcool bien entendu), et parce qu'il est constant pour moi que l'extrait alcoolique du rhizome est absolument ou presque absolument identique à celui des radicules.

Mais ce rhizome se prête moins bien que les radicules aux traitements, qu'ils soient aqueux ou alcooliques, parce qu'il est d'une nature ligneuse qui n'en permet que très-difficilement la pulvérisation. Il y a là un véritable inconvénient, eu égard à la plus grande quantité d'alcool que réclame son épuisement. Somme toute pourtant, avec l'aide d'une forte presse, on peut éviter une grande perte de menstrue, lorsqu'on ne pratique pas le déplacement, et qu'on se borne à opérer par une simple dilution. Voici du reste le moyen que j'emploie lorsque j'agis sur une grande quantité de rhizome :

EXTRAIT ALCOOLIQUE DE SALSEPAREILLE D'EUROPE.

Rhizomes de salsepareille d'Europe coupés et
    fortement écrasés . . . . , . Q. V.
Hydralcool à 56 cent., environ huit parties pour
    une de racine.

Je tasse fortement la racine dans un grand appareil à déplacement, à deux diaphragmes; je verse peu à peu l'alcool sur le diaphragme supérieur, et, lorsque j'ai entièrement épuisé la quantité de ce menstrue que j'avais destinée à cette opération, je chasse successivement l'alcool par l'eau, de manière à en perdre le moins possible, c'est-à-dire jusqu'au moment où l'alcoolé qui passe dans le récipient commence à devenir fortement aqueux.

J'introduis tout l'alcoolé obtenu dans un grand alambic, et je le recueille entièrement par distillation au bain-marie.

Le résidu de la distillation est placé dans un vase évaporatoire, et réduit avec soin à consistance d'extrait mou.

Lorsque l'épuisement de la racine est complet, on recueille ordinairement à peu près un seizième de son poids d'extrait mou.

Ce produit est très-homogène, tres-àcre, très-aromatique, et rappelle parfaitement, sous un double rapport, la résine ou l'extrait alcoolique de gaïac. Il se divise facilement dans l'eau et la rend extrêmement mousseuse. Chose singulière et difficile à croire, il se divise et se dissout moins bien dans l'alcool, quel que soit son titre, que dans l'eau, qui le dissout du reste beaucoup mieux à chaud qu'à froid. Somme toute, c'est un excellent produit, qui prévient fortement en sa faveur, et auquel on est forcé de reconnaître des propriétés énergiques. Lorsqu'on établit un point de comparaison entre l'extrait alcoolique de salsepareille d'Amérique et lui, on est très-disposé à lui supposer plus d'énergie, parce qu'il est réellement plus résineux, partant plus âcre et plus aromatique. Or, je ne suis pas étonné que l'on ait reconnu au *smilax aspera* des propriétés au moins égales à celles du *smilax sarsaparilla.*

En combinant ensemble le sucre et cet extrait dans les proportions que voici, on constitue un saccharolé liquide très-convenable.

SIROP DE SALSEPAREILLE D'EUROPE.

Prenez : Extrait alcoolique de salse-
    pareille d'Europe . . . . . . 180 grammes.
Eau distillée . . . . 4,000 »
Sucre en morceaux . . . . . . 8,000 »

Faites dissoudre l'extrait dans l'eau distillée bouillante ; filtrez immédiatement le soluté ; après filtration, faites-le chauffer jusqu'à ébullition ; versez-le bouillant sur le sucre, opérez la solution de celui-ci dans un vase clos, au bain-marie, et passez rapidement à la chausse.

Ici comme pour l'extrait, la comparaison entre ce sirop et celui de salsepareille du codex plaide éloquemment en faveur de la salseparcille indigène. Le produit est transparent, ne forme aucun dépôt, se caractérise par une saveur très-prononcée et se recommande enfin par d'excellentes qualités.

La salsepareille y entre dans une proportion assez forte, puisqu'un kilogramme représente cinq cents grammes de salsepareille, soit cinquante pour cent de racine, ou un gramme d'extrait par trente-deux de sirop, comme celui du codex.

Ici se termine tout ce que j'ai cru devoir reproduire du mémoire précité ; mais je dois ajouter à ce qui précède qu'aujourd'hui, réduisant la préparation du sirop de salsepareille d'Europe à sa plus simple expression, j'aurais directement recours à l'alcoolé, pour être fidèle aux principes qui régissent ce petit traité.

SIROP DE THRIDACE.

Thridace et lactucarium devraient être pour nous un seul et même corps, comme ils l'ont été pour les médecins français, comme ils le sont du reste pour tous ceux qui tiennent au sens étymologique des mots, pour tous ceux qui n'ont pas oublié que le lactucarium des docteurs Coxe et Duncan n'est autre que la thridace française.

Mais si telle était, dans l'origine, l'opinion générale, si telle est encore l'opinion la plus accréditée, il n'est malheureusement que trop vrai que, sans aucun respect pour elle, sans aucune considération pour ce qu'il y a de plus respectable, on a peu à peu pris une fausse voie et fait un mensonge d'une vérité. Le lactucarium est resté ce qu'il était, il est vrai, soit le suc laiteux de la laitue, rendu concret par insolation, mais on a complètement cessé de le confondre avec la thridace, pour ne voir dans celle-ci qu'un produit abâtardi, dont la nature dégénérée n'a presque rien de commun avec le lactucarium, avec la véritable thridace des docteurs français Barbiee et autres. La dégénérescence est telle aujourd'hui qu'on ne sait plus ce qu'il faut distinguer de la thridace proprement dite et de l'extrait de laitue des dispensaires. Par un reste de scrupule, ou même par un sentiment respectable, d'honorables exceptions ont bien cherché à lutter contre cette licence désordonnée, en proposant, comme moyen terme, le suc épaissi de l'écorce de laitue, prise dans les conditions d'élaboration les plus favorables, attendu que le manque absolu de thridace ou de lactucarium ne permettait guère de faire mieux alors ; mais la chose présentait de telles difficultés d'exécution, elle était si peu admissible, eu égard à l'importance relative du résultat, qu'elle dut être froidement accueillie. De là l'adoption générale qui porta sur l'extrait de tiges de laitue arrivées à leur plus grand développement ; mais de là aussi le discrédit dont la thridace est frappée de nos jours, ce produit, bien que recommandable à quelques égards, n'étant qu'un faible représentant, qu'un représentant plus ou moins infidèle de ce suc concret.

L'abandon de la thridace de nos pharmacies et du sirop qui porte son nom est d'autant plus légitimé d'ailleurs que, grâce au zèle intelligent et éclairé de M. Aubergier, grâce aussi à d'autres efforts dont l'Allemagne nous a donné, de son côté, le fructueux exemple, le lactucarium n'est plus pour nous ce produit introuvable dont la science nous avait révélé les propriétés sans nous en assurer la possession.

Dans le dessein de conjurer, autant que possible, ce funeste discrédit, M. Dublanc, de son côté, moi du mien, nous avons cru devoir proposer l'adoption de l'extrait alcoolique de tiges montées de laitue, prises dans les meilleures conditions, de préférence à l'extrait aqueux des mêmes parties végétales, ayant reconnu, l'un et l'autre, à l'extrait par l'alcool, une puissance d'action à peu près triple de celle du meilleur extrait de suc de laitue ; mais, quelque recommandable que fût cette proposition, elle n'a produit aucun fruit, l'accueil qu'elle a pu recevoir n'ayant pas été en rapport avec l'importance du sujet.

Il est certain qu'ici, comme presque toujours, l'art n'est qu'un faible imitateur de la nature; toutefois, il est certain aussi que, de tous les produits qui peuvent le mieux représenter la thridace naturelle, l'extrait alcoolique, tel que je l'ai proposé, serait ce qu'il y aurait de mieux, ce qui en rapprocherait le plus, les principes actifs de la laitue se trouvant là dans d'excellentes conditions; aussi puis-je affirmer que cet extrait jouit de propriétés calmantes assez prononcées pour qu'on puisse voir en lui, sinon dans tous les cas, au moins dans certaines circonstances particulières, un agent utilement applicable. En somme, c'est un médicament infiniment préférable à la prétendue thridace de nos pharmacies, quelque bien remplies qu'aient été les conditions de succès. Les bons effets qui se sont produits sous son influence peuvent m'autoriser à émettre cette opinion, et justifier pleinement le mode opératoire que je vais décrire, pour la préparation du sirop de thridace.

Tiges sèches de laitue cultivée. 250
Alcool à 21° Cartier. 4,000
Sirop simple 4,000

Prenez des tiges de laitue cueillies un peu avant

la floraison, avec leurs racines, et bien développées dans les conditions d'élaboration les plus convenables, c'est-à-dire pourvues le plus qu'il est possible de suc laiteux ; coupez-les en tronçons, écrasez-les bien dans toutes leurs parties ; soumettez-les à deux macérations de vingt-quatre heures chacune, à l'aide du menstrue alcoolique, divisé en deux parties égales ; exprimez fortement la plante après chaque macération ; filtrez l'alcoolé au papier, introduisez-le dans l'alambic avec le sirop ; mélangez exactement ces deux corps et procédez à la distillation ; puis ensuite ramenez le sirop à 4,000 gr.

A défaut de tiges de laitue, on peut, à la rigueur, prendre le quart de leur poids, soit soixante grammes d'extrait de laitue alcoolique, résultant de la mise à exécution des moyens que je viens d'indiquer pour assurer la bonne nature du produit ; le faire dissoudre dans une quantité suffisante d'alcool à 56° centésimaux, soit huit parties environ, et versez le soluté filtré dans le sirop bouillant, pour recueillir, après concentration, 4,000 de produit. Mais, je le répète, il faut, pour recourir à cet expédient, que la nature de l'extrait soit irréprochable et que la laitue sèche fasse défaut au moment du besoin, l'emploi de l'alcoolé étant de beaucoup préférable, sous plus d'un rapport ; préférable par la nature du produit, préférable par sa préparation incomparablement plus prompte et plus facile que celle d'un extrait.

La laitue pouvant se prêter facilement à la dessication et rester inaltérable, même pendant plusieurs années, les pharmaciens peuvent en avoir à leur disposition à toutes les époques de l'année, ainsi que je l'ai conseillé, en 1832, dans le *Journal de pharmacie*, soit pour la laitue cultivée, soit pour la laitue vireuse.

Puisque j'ai nommé cette dernière, je dois dire qu'il est à regretter qu'elle ait dégénéré dans l'esprit des médecins, ses propriétés étant, selon moi, plus recommandables que celles de la laitue cultivée. Elles agissent toutes deux en vertu des mêmes principes, contenus dans leurs sucs laiteux ; elles sont sédatives l'une et l'autre, mais la laitue vireuse l'est plus que sa congénère, sans toutefois l'être assez pour inspirer des craintes sérieuses. Au surplus, elle a si bien fait ses preuves que je ne comprends pas le discrédit qui pèse sur elle.

Du reste, je dois faire observer que ce n'est pas sans motif que je recommande de prendre des laitues pourvues de leur racine, une grande partie de leur suc laiteux s'échappant par la partie inférieure de leur tige lorsqu'on les coupe sur pied, à leur base, au lieu de les arracher. Quelque peu attentif que soit un pharmacien, il a dû être frappé de ce fait, s'il a eu occasion de l'observer, qu'il ait eu sous ses yeux non seulement de la laitue vireuse ou de la laitue cultivée, mais une plante quelconque à suc blême ou jaune, comme par exemple la chélidoine.

Je dois dire aussi, à l'appui de ma proposition, que les plantes à suc laiteux, après qu'elles ont cédé tout le suc ou toute l'eau de végétation que peut leur faire rendre la plus forte presse, cèdent à l'alcool des principes qui témoignent surabondamment de l'insuffisance de ce traitement. Ainsi de la laitue cultivée, de la laitue vireuse et de la chélidoine, reprises par l'alcool, après cette forte pression, m'ont fourni des extraits d'une extrême énergie, d'une énergie telle, puis-je dire, qu'il est impossible de méconnaître là la présence d'une partie très-majeure de la matière active du végétal, sinon la matière active en totalité. C'est que, comme l'a du reste reconnu lui-même l'honorable M. Aubergier, cette matière active, en raison de son insolubilité, résiste à l'action de la presse et reste dans le marc; aussi conclut-il, comme moi, au rejet absolu de l'extrait aqueux et à l'adoption de l'extrait alcoolique. Comme lui aussi je conclurais à l'adoption de la laitue du Caucase (*lactura altissima*, Bieberst), si l'on avait le bon esprit d'en soigner et d'en propager la culture en France, cette plante robuste et vivace, qui atteint un très-grand développement, fournissant en abondance le suc visqueux qui, à l'état concret, constitue un excellent lactucarium, dont les propriétés ne le cèdent en rien à celles du lactucarium que fournit la laitue cultivée. Les moyens ingénieux mis en pratique par le pharmacien de Clermont-Ferrand, pour la culture de la laitue du Caucase, et les beaux résultats qui couronnent l'exploitation, disent assez ce qu'il y a d'encourageant pour l'avenir dans la généralisation de cette culture.

Dans tous les cas, on peut considérer, dès à présent, le sirop de thridace ou de laitue, dont je viens de décrire le mode de préparation, comme un produit digne à tous égards de la confiance des médecins et lui assigner une place honorable à côté du sirop de lactucarium.

Les tiges de laitue sèches cédant à l'alcool le quart de leur poids, terme moyen, de la matière extractive, trente grammes de ce sirop doivent représenter assez exactement quarante centigrammes de thridace, ou mieux d'extrait alcoolique de laitue, et répondre ainsi aux prescriptions des pharmacologistes, sans éveiller aucune crainte sur les effets physiologiques du médicament, quelque caractérisés qu'ils puissent être.

SIROP DE VALÉRIANE:

Si la valériane semble justifier, par ses propriétés médicales, et la grande réputation dont elle a joui de tout temps et l'étymologie de son nom (*valere*, se bien porter, suivant Theïs); si elle est en effet un des plus puissants agents de la matière médicale, comme le témoignent surabondamment les preuves innombrables qui, depuis les temps les plus reculés jusqu'à nos jours, se sont produites avec éclat ; si l'analyse du chimiste Trommsdorff y révèle des principes volatils et résineux, que les sens de l'odorat et du goût ne peuvent du reste méconnaître, le pharmacien, lui aussi, doit s'attacher à appliquer les ressources de son art au perfectionnement des produits pharmaceutiques qui doivent la représenter le plus fidèlement, après toutefois s'être assuré de la bonne nature du végétal, à l'aide des indications les plus précises de la science.

Or, si la chimie nous démontre l'existence d'une huile volatile et d'une résine, si une saine appréciation nous fait considérer ces deux corps comme réunissant à eux seuls toute la partie active de la racine, si la teinture elle-même nous représente, avec une grande fidélité, cette réunion de principes, et s'il est vivement regrettable, ici comme ailleurs, que l'alcoolé ne reçoive pas de fréquentes applications, il est de toute évidence qu'un produit qui, comme le sirop, ne peut s'enrichir au même degré, présente toutes les garanties désirables, bien mieux que ne peut le faire tout autre produit résultant de traitements aqueux, quelque soins et quelque moyen que l'on ait mis en pratique pour atteindre le but.

Comme les pharmacologistes qui se sont occupés de cette question, j'ai parfaitement cru au complet épuisement de la valériane par l'eau, lorsqu'on fait appel à certains moyens d'exécution, tels, par exemple, que ceux de Soubeiran et ceux que j'indique dans ma Monographie, tant les traitements aqueux sont trompareus dans certaines circonstances ; mais, depuis que mes soins ont porté sur l'emploi de l'alcool, j'ai vu que là aussi régnait l'erreur la plus grossière et la plus manifeste, et dès lors j'ai dû accorder une préférence bien marquée à la puissance dissolvante de l'alcool. Or, procédant d'après la nature de la valériane, je prends :

Valériane en poudre de moyenne finesse (va-
    leriana officinalis). 1,000
Alcool à 56° 6,000
Sirop simple 16,000

A l'aide du tiers du menstrue, je fais une dilution ; puis je fais agir l'alcool restant par déplacement, plus l'eau qui doit en chasser les dernières parties ; je filtre l'alcoolé, je l'incorpore dans le sirop et je procède à la distillation. Le reste de l'opération consiste dans la réduction du sirop, à une température voisine de l'ébullition.

Ici encore, tous les principes actifs, plus l'extractif, qui n'échappe pas à l'action dissolvante de l'hydralcool, enrichissent le sirop; mais ils l'enrichissent tellement qu'il faut, de toute nécessité, réduire de moitié, soit à un seizième, la proportion relative de la valériane. Au huitième, le produit est si fortement chargé, l'intensité de sa couleur et la force de son arôme sont telles, qu'il serait de toute convenance de le dédoubler pour en rendre l'usage praticable, attendu que la valériane au seizième fournit un produit qui met bien au-dessous de lui le sirop aqueux le mieux préparé, et attendu aussi que, quelque désir que l'on puisse avoir de constituer des sirops doués d'une certaine énergie, que n'ont pas, en général, les sirops ordinaires, l'on ne pourrait guère dépasser certaines limites sans aller au delà du but; non qu'il fût dangereux de les dépasser, puisqu'il serait toujours facile d'établir une posologie relative à la puissance médicatrice de chaque saccharolé, mais parce qu'un médicament de la nature de celui-ci ne saurait être trop chargé de principes sans inspirer une certaine répugnance aux malades.

Assez généralement, on a le tort d'employer indistinctement dans les pharmacies le *valeriana officinalis* et le *valeriana phu*. Cette dernière, appelée improprement grande valériane, puisqu'elle prend un développement moins grand que la valériane officinale, jouit bien d'une certaine puissance, mais à un moindre degré que sa congénère; or, ce n'est pas sans quelque fondement que je prescris, avec quelques pharmacologistes, la prétendue petite valériane.

Assez généralement aussi on ne prend pas les précautions voulues pour s'assurer de la bonne nature de cette racine, et cependant il n'est pas de

plante qui diffère plus d'elle-même que la valériane,
sous le rapport des propriétés, comme le font judi-
cieusement observer MM. Mérat et de Lens. D'après
Haller, celle qui croît sur les hauteurs, dans les
localités plutôt fraîches qu'humides, est de beaucoup
préférable à celle qui habite le long des cours d'eau,
dans les bas-fonds, etc. Il faut d'ailleurs qu'elle ait
atteint au moins deux ans, que la récolte de la racine soit faite au printemps, avant le développement de la tige, que la dessiccation soit prompte,
pour que cette récolte soit aussi profitable que possible à l'art de guérir. C'est presque toujours faute
d'avoir pris ces précautions, disent toujours les
auteurs précités, qu'on n'obtient pas de résultats
de la valériane ou qu'on n'en obtient que d'im-
parfaits. Toutefois, je ne pense pas, avec Cullen
et autres, que la valériane de nos officines soit presque toujours détériorée, et qu'il faille qu'elle soit
tout récemment récoltée pour qu'elle possède toute
sa puissance. S'il y a du vrai dans ce qu'on a pu
dire des ravages du temps sur cette racine, comme
sur beaucoup d'autres végétaux, il y a aussi beaucoup d'exagération, ces ravages n'ayant lieu qu'à
la longue, lorsque les végétaux en général sont
placés dans de bonnes conditions de conservation.
Un an, deux ans même après leur récolte, les chances d'altération peuvent être nulles, si ces conditions ont été religieusement observées, l'effet contraire ne se produisant qu'en leur absence.

SIROPS COMPOSÉS

OU

POLYAMIQUES.

SIROPS COMPOSÉS OU POLYAMIQUES.

—

SIROP ANTI-SCORBUTIQUE.

Il est, entre mille autres, une chose vraiment
déplorable, en pharmacie, c'est l'obligation de
pourvoir à l'approvisionnement annuel de certains sirops dont la préparation n'est possible qu'aux
époques de l'année où les sucs végétaux qui servent
à les constituer peuvent être mis à profit. Aussi
devrions-nous nous évertuer à réduire cette obligation à tous les cas impérieux, et à faire prévaloir
tous les moyens qui nous en offrent la possibilité,
sans toutefois exciter nos scrupules, sans faire naître
la crainte d'un dommage quelconque pour les propriétés médicales de ces produits. Plusieurs fois,
dans le cours de cet ouvrage, j'ai eu à toucher
cette corde sensible, plusieurs fois sans doute j'aurai
à la toucher encore, mais je l'ai fait, je le fais et le

ferai avec assez de ceonnaissance de cause, avec
assez de maturité et de scrupule pour me mettre à
l'abri de tout reproche sérieux ou bien fondé.

Les modifications que j'ai à proposer ici sont
pourtant tellement profondes qu'elles courent le ris-
que de ne pas avoir l'assentiment général. Cependant je suis si bien convaincu de l'excellence du
résultat, par l'excellence même des caractères du
produit, par les nombreuses demandes qui attes-
tent de la bonne opiniou d'un assez grand nombre de mes confrères à l'égard de ce sirop, que j'en
publie la formule et le mode opératoire sans aucune crainte, sans aucune hésitation. On pourra s'élever d'abord contre ma proposition, comme on aura
pu s'élever ailleurs, parce qu'elle est peu conforme
aux principes que l'on professe généralement et que
je professe moi-même, mais je me rassure complètement, en pensant qu'il suffira d'un seul essai pour
faire tomber cette opposition, et me rendre les esprits très- favorables.

J'ai d'ailleurs la presque certitude qu'un produit
qui, comme celui-ci, offre des difficultés de plus
d'un genre dans les moyens d'exécution est fortement exposé à de grandes irrégularités ; or, j'estime
qu'en simplifiant sa préparation, tout en assurant
à l'art de guérir un médicament de bon aloi, on
met le pharmacien en paix avec sa conscience, attendu que, par cette simplification, on lui évite le
déshonneur d'une infidélité plus ou moins blâmable,

plus ou moins préjudiciable à la santé publique.

Le mode que je vais décrire est en effet d'une exécution si facile que nul ne pourra s'y soustraire, en supposant qu'il reçoive l'approbation des maîtres de l'art, sans encourir un blâme sévère. Ce mode, le voici :

Feuilles sèches et incisées de trèfle d'eau   500 gr.
Eau de fontaine 10,000

Soumettez le trèfle d'eau à l'action de l'eau bouillante par deux infusions de deux heures de durée chacune, avec les deux tiers du menstrue pour la première et un tiers pour la seconde ; ajoutez aux colatures réunies, préalablement clarifiées au blanc d'œuf.

Sucre en pains. . . . . . 20,000 grammes.

Opérez la fonte du sucre à l'aide de la chaleur ; coulez le sirop dès qu'il entre en ébullition et passez-le à la chausse, et puis faites-le réduire au poids de 28 kilogrammes.

Placez dans un appareil à déplacement :

Canelle de Chine en poudre . . . . 125 grammes.
Écorces (zeste) d'oranges amères en p. 250

Épuisez cette poudre avec :

Alcoolat de cochléaria comp. . . . 2,000

pour obtenir 2,000 de liqueur alcoolique, que vous incorporerez dans le sirop aux trois quarts refroidi, dans un vase de grès parfaitement clos.

Le pricipe alcoolique de l'alcoolat de cochléaria
que j'emploie ici excède de beaucoup celui du vin
qui figure dans la formule du codex : néanmoins,
il est tellement étendu dans cette masse de sirop
que la dégustation n'en accuse nullement la présence, et que les voies digestives n'ont rien à redouter de l'action tonique à laquelle il concourt,
pas plus du reste que partout où je fais intervenir
l'alcool, bien que cette action soit portée à un haut
degré, par la présence de tous les principes actifs
des corps végétaux employés.

En somme, ce sirop-là est un excellent produit,
un produit qui n'a rien à redouter de la critique,
qu'il soit ou non mis en parallèle avec le sirop du
codex, ou avec celui dont j'ai consigné le procédé
dans mon traité. Ainsi constitué, il est digne à tous
égards de la réputation universelle que lui dispute
le sirop dépuratif de Portal, sinon partout, du
moins dans quelques contrées auxquelles la con-
trée du Lyonnais n'est pas étrangère ; aussi est-il
probable que le crédit que tend à lui enlever ce
dernier reprendrait toute sa puissance et toute sa
raison d'être, s'il existait pour lui un procédé
à la fois simple, facile et praticable à toutes les
époques de l'année, comme celui dont je viens
de donner la description sommaire. D'ailleurs,
on remédierait par là, jusqu'à un certain point,
à ces nombreuses fraudes que signale M. Stanislas
Martin dans le *Bulletin général de thérapeutique,*

au folio 538 du tome LVIII, dans ses Remarques sur le sirop anti-scorbutique vendu par le commerce de Paris.

SIROP DE CHICORÉE COMPOSÉ.

Si Nicolas Florentin a pu voir son sirop de chicorée jouir d'une vogue peu commune, alors que la confiance publique était plus particulièrement acquise aux médicaments composés, et, s'il avait lieu de se réjouir de cette notoriété universelle, il pourrait aujourd'hui s'enorgueillir de la voir se perpétuer au milieu de cet esprit de réforme qui fait si bon marché de toutes les formules galéniques, sans considération aucune pour les services rendus, quelque notoires, quelque importants qu'ils soient.

Survivant en effet à ce grand naufrage qui tend à engloutir dans le fleuve de l'oubli tout ce qui, de loin ou de près, appartient à cette polypharmacie des anciens, que les modernes couvrent d'un superbe mépris, il le dispute encore en popularité aux produits officinaux les plus accrédités de notre époque, protestant ainsi, par son importance actuelle, par les services journaliers qu'il rend à l'humanité, contre l'ingratitude des hommes et contre les funestes abus qu'engendre cet esprit de réforme, poussé jusqu'aux limites les plus extrêmes. Aussi, si l'opinion publique lui est restée fidèle, il faut convenir que lui, de son côté, est resté fidèle à ses promesses, et qu'il n'a jamais démenti sa noble origine.

Tel qu'il résulte du procédé du codex ou de tout autre procédé à peu près analogue, comme celui, par exemple, qui figure dans mon traité, le sirop de chicorée peut effectivement remplir, avec un plein succès, les indications qui découlent de ses propriététés et soutenir, par conséquent, sa réputation séculaire ; cependant, quelque satifaisants que soient les résultats, et quelque peu importante que puisse être telle ou telle modification à apporter à l'un de ces modes opératoires, je crois devoir proposer celle qui se rapporte au traitement de la rhubarbe, de la canelle et du santal, par l'alcool, comme donnant lieu à un plus complet épuisement de la matière et à une plus parfaite intégrité de ses principes, de ses principes volatils surtout. Or, voici en quoi consiste cette modification.

Je prends, d'une part :

Racine de chicorée sèche. . .	375 grammes.
Feuille de chicorée id. . . .	500 »
Feuilles de fumeterre id. . . .	180 »
Feuilles de scolopendre id. . .	180 »
Baies d'alkékenge id. . .	180 »
Eau commune	10,000 »
Sucre en pains	6,000 »

Je fais une première infusion, de deux heures de durée, avec 6,000 grammes d'eau bouillante ; une seconde, de même durée, avec 4,000 ; je clarifie les colatures avec l'albumine, et j'y ajoute le sucre ; je porte le tout à l'ébullition, j'enlève l'écume, puis je passe le sirop à la chausse et j'en opère la concentration, en attendant le complément de l'opération.

D'autre part, je prends :

Rhubarbe de Chine, en poudre grossière   375 grammes.
Canelle de Chine   30   »
Santal citrin, en poudre fine. . . .   30   »
Alcool à 56°   800   »

Je recueille d'abord 800 grammes d'alcoolé, par simple déplacement, après avoir disposé, dans un appareil convenable, les poudres bien mélangées ; j'achève l'épuisement avec de l'eau ; je filtre ce second produit, je l'ajoute au sirop déjà réduit au-delà du point de concentration voulu, j'attends que le saccharolé n'accuse à la balance que 8,200 grammes, et je lui rends son poids primitif, par l'addition de l'alcoolé, dans un vase muni de son couvercle.

A l'imitation de Déodat, dont le sirop de rhubarbe composé a plusieurs points d'analogie avec celui-ci, on pourrait ajouter à cette formule de 25 à 30 grammes de sous-carbonate de potasse ou de soude, dans l'intention de donner au produit le degré de transparence que les principes résineux de la rhubarbe ne lui permettent pas d'atteindre, surtout lorsqu'on a fait agir l'alcool ; mais cette addition, qui du reste n'a aucun inconvénient, n'ajoute absolument rien à ses propriétés.

SIROP DES CINQ RACINES APÉRITIVES.

Tous les pharmaciens connaissent les difficultés inhérentes aux traitements des cinq racines, aussi bien que les vices attachés aux anciens procédés, notamment à celui du codex. Recourant, de toute nécessité, à des masses relatives d'eau, pour épuiser ces parties végétales, ils se trouvent aussi dans l'obligation de faire subir au liquide une concentration funeste aux propriétés médicales du sirop, les principes volatils, dont l'importance ne saurait être méconnue, ne pouvant être soumis à une telle épreuve sans subir une élimination presque complète.

L'honorable M. Boullay l'a si bien compris qu'il a cru devoir recourir à la distillation pour recueillir un hydrolât chargé de ces principes, et l'ajouter au sirop concentré, contenant toute la partie extractive des racines.

Je l'ai si bien compris moi-même, que j'ai cru devoir, à mon tour, proposer un traitement mixte, et faire jouer à l'acool, par déplacement, le role que M. Boullay fait jouer à l'eau par distillation ; c'est à dire que, recourant primitivement à l'alcool, et secondairement à l'eau, j'ajoutais le premier produit au second, lorsque celui-ci avait été soumis, avec le sirop simple, au degré de concentration voulu pour que cette addition pût ramener le saccharolé à son degré normal, évitant par là toute déperdition de la partie aromatique, et constituant d'ailleurs un produit beaucoup plus riche, non seulement que celui du codex, mais aussi que celui de l'auteur précité.

Mieux avisé sans doute, aujourd'hui que les avantages incontestables des traitements alcooliques me sont si bien connus, j'emprunte au seul menstrue alcoolique son action si puissamment dissolvante, et je fais entrer le sirop des cinq racines dans la catégorie des sirop purement hydralcooliques ; mais, reconnaissant ici à cette action une puissance qui dépasserait certaines bornes, prescrites par la nature fortement aromatique de ces parties végétales, considérées dans leurs ensemble, je réduis au seizième leur quantité relative, soit à la moitié de ce qu'elle est dans mon traité, et je constitue ainsi un sirop qui, pour être très-sapide, beaucoup plus sapide que celui du codex, ne l'est pourtant pas assez pour inspirer du dégout aux malades, tandis qu'au huitième, il produirait presque infailliblement cet effet, tant les traitements par l'alcool l'emportent sur les traitements par l'eau ; ils l'emportent si bien que cette proportion d'un seizième, que j'adopte maintenant, donne au produit une grande supériorité sur celui des pharmacologistes les plus estimés et du codex lui-même, bien que ce dernier soit préparé au sixième.

Voici du reste la description pure et simple du procédé :

Racines apératives, en poudre grossière . . .   500
Hydralcool à 56 c 4,000
Sirop de sucre 8,000

Formez une pâte avec la poudre et 1 kilogramme au moins d'alcool ; placez-la dans un appareil à déplacement et épuisez-la par lixiviation avec l'alcool mis en réserve, plus une quantité suffisante d'eau pour chasser les dernières parties d'alcool ; puis, distillez ce menstrue après avoir mélangé l'alcoolé au sirop, et ramenez celui-ci à son point de concentration, par une chaleur ménagée.

La présence de toutes les parties aléorésineuses de la masse végétale donne inévitablement à ce sirop une certaine opalescence qui témoigne au moins de sa richesse, si elle ne flatte pas la vue, et qui doit être une véritable recommandation pour les praticiens qui cherchent avant tout à guérir leurs malades, attendu que le sirop des cinq racines, pour être suffisamment actif, doit être rangé dans la classe de ceux qui, comme les sirops de gaïac, de bourgeons de sapin et autres du même genre, ne peuvent offrir des garanties qu'à ce prix.

A mon point de vue, le sirop de baume de Tolu lui-même devrait figurer dans cette série, et présenter, sinon un aspect lactescent, au moins l'opalescence du sirop des cinq racines, au lieu de cette

transparence parfaite qu'on s'évertue à lui donner
généralement, au grand préjudice de ses propriétés,
car il est évident pour moi qu'en voulant en faire
un beau produit, on fait beaucoup plus pour le
goût et l'agrément des malades que pour leur santé
proprement dite.

Ainsi, on agirait sagement de le passer à la
chausse tout bouillant, au lieu d'attendre son complet refroidissement, pour le filtrer au papier, et
plus sagement encore peut-être, si l'on se bornait
au simple mélange, à froid, de l'alcoolé de baume
de tolu et du sirop simple, dans des proportions bien
combinées ; mais il est plus que probable qu'une
telle modification ne se réalisera jamais, pour des
raisons que je veux et dois passer sous silence. Si
l'on réfléchissait pourtant que le baume de tolu
n'abandonne à l'eau qu'une minime quantité de sa
masse, on finirait par comprendre sans doute qu'il
ne peut résulter d'un tel traitement qu'un produit
d'une assez mince valeur thérapeutique. L'acide ben-
zaïque, qui constitue les 4/5 de la matière dissoute,
est si peu soluble dans l'eau, que cette matière, quelle
que soit la quantité de baume mise en traitement,
lorsqu'on traite ce baume par un kilogramme d'eau,
ne dépasse pas un maximum de quatre grammes ,
pour en constituer trois de sirop. Or, qu'est-ce
qu'une telle base, pour des cas généralement plus ou
moins graves ? c'est, en vérité, bien peu de chose ;
aussi, ne soyons pas étonnés de voir le sirop de

baume de tolu, tel qu'il est, ne répondre que très-imparfaitement aux vues des praticiens qui en prescrivent l'emploi.

SIROP DE CUISINIER.

Grâce au peu de confiance que les praticiens de nos jours accordent à une foule d'agents très-recommandables ; grâce aussi, il faut le dire, à l'esprit de système qui repousse dédaigneusement tout ce qui est en dehors de ses idéés et de ses vues, la salsepareille perd de jour en jour son crédit, et les produits auxquels elle sert de base subissent infailliblement le même sort. De là le peu de faveur qui place les sirops de salsepareille simple et composé infiniment au dessus du rang qu'ils ont occupé. Le sirop de Cuisinier en particulier, qui a le tort immense d'appartenir une autre époque et de compter parmi les nombreux produits composés que repoussent systématiquement les idées du jour, est si peu favorisé, si peu apprécié des jeunes médecins, qu'il ne vivra bientôt plus que dans nos souvenirs, pour peu qu'il dégénère encore dans leur esprit.

Quoi qu'il en soit, comme il est encore pour moi un médicament tout-à-fait digne d'intérêt, un agent d'une importance capitale, eu égard aux nombreux services qu'il a pu rendre dans le temps et à ceux

qu'il peut rendre encore, je pense qu'en cherchant
à le remettre en honneur parmi nous, je sers utilement à la fois la cause de l'humaine espèce et celle
de l'art de guérir, d'autant plus qu'à lui seul il peut
représenter tous ces sirops dépuratifs qui encombrent
nos pharmacopées et nos formulaires, notamment ce
fameux rob que le charlatanisme et la crédulité publique ont transformé en veau d'or.

Or, pour rendre aussi fructueuses que possible
ces tentatives de réhabilitation, il faut s'attacher à
donner au produit toute la valeur thérapeutique
qui peut en justifier l'emploi; aussi ne vois-je rien
de mieux, pour atteindre ce but, que l'intervention
de l'alcool dans les conditions suivantes :

Feuilles de Séné . . , ... 250 grammes.
Feuilles de bourrache . . . . . 250 id.
Eau commune . . . . 5,000 id.

Faites infuser, pendant deux heures, le séné et la
bourrache, dans trois kilogrammes d'eau bouillante;
procédez à une autre infusion avec deux kilogrammes d'eau; ajoutez aux deux infusés réunis et préalablement clarifiés par l'albumine :

Sucre en pain . . . . 4,000 grammes.
Miel blanc . . . . 4,000 id.

Placez le tout sur le feu et opérez une seconde
clarification, au moyen d'une quantité suffisante
d'eau légèrement albumineuse ; passez le sirop à la
chausse, puis attendez la fin de l'opération suivante,

pour en opérer le mélange avec l'alcool qui en résultera,

Salsepareille en poudre fine. . . 4,000 grammes.
Alcool à 56 ° 24,000   id.

Humectez la salsepareille avec 4,000 grammes d'alcool et épuisez-la complètement, par déplacement, avec tout le reste du menstrue, plus l'eau que peut exiger l'élimination des dernières parties de ce liquide.

Placez dans un alambic cet alcoolé combiné au sirop; recueillez tout l'alcool que pourra fournir la distillation, faites concentrer ensuite le sirop convenablement, pour le ramener à son point normal, par l'addition du liquide alcoolique résultant du traitement suivant :

Semence d'anis vert, en poudre . . 250 grammes.
Roses pâles, en poudre 250   id.
Alcool à 56 ° . , ... 2,000   id.

Recueillez, par lixiviation, 2,000 grammes d'alcoolé, complément de l'opération, et ne les combinez au saccharolé qu'à un degré de chaleur peu élevé.

Il y a dans l'exécution de ce procédé des conditions de succès qu'on ne trouve nulle autre part. Cette exécution, quoique compliquée dans ses moyens, ne prend pas plus d'une journée entière, lorsqu'elle est combinée de manière à faire marcher de front tous les traitements qu'elle comporte. Elle n'est d'ailleurs pas plus difficile, pas plus compliquée que celle qu'exige le modus faciendi du procédé qui figure dans la Monographie, et son résultat définitif l'emporte de beaucoup sur celui dont je me suis efforcé de faire ressortir les avantages dans cet ouvrage ; aussi, s'il y a dommage pour l'opérateur dans l'emploi de la salsepareille, de l'anis et des roses pulvérisées, et dans l'abandon qu'il doit faire d'une certaine quantité d'alcool, il y a dans sa conscience une satisfaction adéquate bien faite pour le dédommager de ce double sacrifice, s'il est vrai, comme je le pense, qu'il y ait profit pour certains malades dont la chronicité et la gravité de la maladie réclament toute la puissance d'une médication énergique. Or, si le sirop de Cuisinier trouve particulièrement son emploi dans les maladies syphilitiques invétérées, dans les anciennes affections du système cutané, la scrufule, la goutte, les obstructions, les engorgéménts glandulaires, etc. ; s'il est réputé un sudorifique, un dépuratif par excellence, il doit être constitué de manière à justifier, au tant que possible, ces diverses applications et cette haute opinion. Pour qu'il en soit ainsi, il n'est rien de mieux, je lo répète, que les traitements alcooliques que je mets en pratique pour l'épuisement des diverses substances végétales qui figurent dans la formule, ces traitements permettant d'introduire dans le sirop toutes les parties solubles, et je puis même dire toutes les parties actives de ces

substances, à moins que l'on ne considère comme
telle la matière extractive colorante de la salsepareille que l'eau seule peut dissoudre, après qu'on a
fait agir l'alcool, et que son insipidité absolue me
fait considérer comme à-peu-près insignifiante. Au
reste, rien ne s'opposerait à son introduction dans
le sirop, pour peu que sa présence fût jugée utile.
Il suffirait, pour cela, de faire succéder les traitements aqueux aux traitements alcooliques, et de
combiner l'hydrolé à l'infusé de séné et de bourrache, avant de procéder à la clarification.

SIROP D'ÉRYSIMUM COMPOSÉ.

Comme la plupart des produits pharmaceutiques
officinaux d'antique origine, de ceux surtout de
nature complexe, qui ont pu survivre à tous ceux
dont la réputation s'est insensiblement éteinte, sous
l'influence de cet esprit de réforme qui, de notre
temps, veut tout réduire à sa plus simple expression, le sirop d'érysimum a subi de notables
modifications dans les moyens d'exécution, aussi
bien que dans ses éléments de constitution.

Ces modifications trouveront du reste leur justification dans tout ce que peut avoir de vicieux et
de contraire aux principes de l'art une formule
surannée, établie sous l'empire des idées ou des

habitudes d'une époque déjà bien éloignée de la nôtre. D'une date déjà ancienne elles-mêmes, elles peuvent être aujourd'hui pour nous entachées d'imperfection, bien qu'elles aient été produites par des hommes qui font autorité dans la science, au nombre desquels figurent les rédacteurs du codex, et bien qu'elles aient pu être considérées comme un progrès réel.

Supprimant la racine de tussilage, les fleurs de violettes, de bourrache et de buglose, et cherchant à établir une compensation, par une proportion plus forte de racine d'aunée et de feuilles de capillaire, les auteurs du codex ont, en cela, plutôt nui à la formule qu'ils ne l'ont améliorée. A mon avis, ces messieurs avaient raison de la simplifier, mais alors ils auraient dû être assez radicaux pour supprimer aussi l'orge et les raisins secs, afin de s'affranchir d'une décoction qui complique l'opération sans donner plus de valeur au sirop ; car qu'est-ce qu'une quantité minime d'orge et de raisins pour un produit dont la valeur réside plus particulièrement dans les propriétés des agents d'un autre ordre ? Et puis, à quoi bon doubler la quantité de racine d'aunée, lorsque celle qui figurait dans la formule originelle était plus que suffisante ? La racine d'aunée est tellement énergique, tellement aromatique, sa saveur est si forte et si désagréable, qu'il est toujours très-convenable de faire en sorte de ne pas la laisser trop dominer dans le sirop ; or, elle ne dominait déjà que trop en laissant les choses au point où elles étaient dans le principe. Je l'ai si bien senti que je n'ai pas hésité à réduire de moitié, dans la formule suivante, la quantité d'aunée prescrite par le codex, par les pharmacologistes modernes et par moi en particulier. Cette réduction était d'autant plus convenable, d'autant plus fondée que le mode de traitement que je mets en pratique sur les principaux agents de ce composé officinal a pour résultat le complet épuisement des parties végétales à traiter, èt que le procédé lui-même ne permet la perte d'aucun de ses principes volatils, ainsi qu'on va le voir par son exposé :

Feuilles sèches de bourrache . .	250	grammes.
Feuilles sèches de chicorée . . .	250	»
Feuilles sèches de capillaire. . .	125	»
Racine de réglisse écrasée . . .	250	»
Eau commune.	10,000	»

Faites successivement deux infusions de deux heures de durée chacune, avec six kilogrammes d'eau bouillante pour la première, et 4 pour la seconde. Après décantation de ce double infusé et clarification à l'albumine, ajoutez :

Sucre de bonne qualité.	8,000	»
Miel blanc.	4,000	»

Faites un sirop par clarification, à l'aide d'un blanc d'œuf; passez ce sirop à la chausse et opérez-en la concentration.

D'autre part, prenez :

Racine d'aunée pulvérisée. . . .   250 grammes.
Feuilles de romarin,   id.   . . .   60   »
Fleurs de stæchas,   id.   . . .   60   »
Semences d'anis vert, id.   . . .   125   »
Erysimum   500   »
Alcool à 56° centésimaux. . . . 2,125   »

Introduisez toutes les substances végétales, intimement mélangées, dans un appareil à déplacement, et, après les avoir bien tassées, traitez-les par l'alcool, pour recueillir, d'abord, 2,000 grammes d'alcoolé, puis 1,000 d'hydrolé, à l'aide d'une quantité d'eau voulue.

L'épuisement de la matière végétale étant à peu près complet, lorsque vous aurez atteint ce double résultat, vous n'aurez plus, pour mettre fin à l'opération, qu'à ramener le sirop à son point normal, par l'addition successive de l'hydrolé et de l'alcoolé, après toutefois l'avoir laissé se refroidir aux trois quarts environ, dans un vase parfaitement clos.

Ce sirop, comparé au sirop le mieux préparé, et dans la préparation duquel on avait fait intervenir la racine d'aunée à double dose, de même que l'érysimum frais, à dose ordinaire, témoigne surabondamment, par ses caractères physiques, d'une supériorité notable. Il est même tellement chargé de principes, l'arome et la saveur de la racine d'aunée y sont si fortement prononcés que je

serais assez disposé à faire subir une plus forte
réduction à cette radiée, si je n'étais retenu par la
crainte de paraître trop radical dans mes idées de
réforme, d'autant plus que la substitution du vélar
sec au suc de cette crucifère me vaudra peut-être
un reproche de cette nature, bien qu'il ne me paraisse pas parfaitement fondé, eu égard à la puissance des autres agents qui entrent dans la composition du sirop. Sans parler du romarin, du
stæchas arabique et de la semence d'anis, dont
personne ne contestera le mérite, l'aunée joue-là un
si grand rôle, ses propriétés ont une telle notoriété,
surtout dans certaines affections des organes pul-
monaires, qu'il me paraîtrait plus rationnel de substituer l'appellation de sirop d'aunée composé à celle
que l'on applique à ce produit. Or, si l'érysimum sec
est loin de valoir le suc, il n'y a pas grand dommage pour le résultat de l'opération. Aussi, j'avoue
franchement que si cette nouvelle dénomination
était adoptée, je ne verrais pas grand mal à la
suppression de cette plante, bien que je sois peu
disposé à en contester la valeur, quelque exagérée
qu'elle ait été à une autre époque. L'érysimum est
en effet, de toutes les crucifères, la moins riche,
pour ainsi dire, en principes volatils, et, si elle les
perd à peu près tous par dessiccation, cette perte
ne peut pas avoir une grande importance. L'usage
que les moines faisaient de la plante sèche contre
la pituite, le catarrhe pulmonaire et autres affec-

tions des voies aériennes, pourrait, au besoin, prouver que l'acte de la dessiccation ne nuit pas autant à ses propriétés que l'on peut être généralement disposé à le croire.

Quoi qu'il en soit, le sirop d'érysimum composé, tel qu'il résulte du procédé que je viens d'exposer, ou de tout autre, peut être considéré comme un agent très-énergique, et cette énergie peut faire regretter sincèrement que la réputation si légitime dont il a joui dans le temps n'ait pas pu le sauver du discrédit qui pèse de plus en plus sur lui.

SIROP MAGISTRAL ASTRINGENT.

Rendant hommage à ce produit, dans mon *Traité des saccharolés*, je répète, après MM. Henry et Guibourt, qu'il a été banni à tort de la pratique médicale, attendu qu'il a rendu et peut rendre de grands services dans le traitement des diarrhées chroniques, dans les faiblesses gastro-intestinales, par sa double propriété tonique et astringente.

Mieux inspirés quo nous, les Suisses, notamment les Génevois, lui conservent un certain culte qui fait honneur à leur jugement, et qui devrait conséquemment trouver de nombreux imitateurs parmi les praticiens français, avec d'autant plus de raison d'ailleurs qu'aucun de nos sirops de ce genre ne peut le remplacer, ne peut remplir les mêmes indications.

Mais, s'il devait être remis en honneur parmi nous, j'aurais à proposer la suppression des sucs d'épine-vinette et de groseille, estimant que les autres constituants, en raison de leur nature essentiellement propre au genre de médication qu'il subit généralement, peuvent en affranchir la pratique sans aucune espèce d'inconvénient. Ces sucs, d'ailleurs, l'un estival, l'autre automnal, doivent faire et font souvent défaut aux pharmaciens, lorsqu'ils ont à s'occuper de la préparation de ce sirop ; aussi est-il présumable que la plupart d'entre eux en négligent ordinairement l'emploi, et cela du reste sans croire commettre une grande faute. Ayant été moi-même obligé, par la force des circonstances, d'en agir ainsi, et n'ayant jamais eu lieu de m'en repentir, je crois pouvoir affirmer qu'il n'y a pas là de quoi se charger la conscience, le produit n'en étant ni plus ni moins énergique, ni plus ni moins recommandable d'ailleurs : que les sucs en question y figurent ou non, c'est toujours un excellent médicament, excellent surtout lorsqu'on a fait intervenir l'alcool dans sa préparation, comme je l'indique ici :

Roses de Provins en poudre.	250 grammes.	
Rhubarbe de Chine —	180	—
Myrobolans citrins —	125	—
Fleurs de grenadiers —	125	—

Canelle de Chine	—	30	—
Santal citrin	—	30	--
Alcool à 56°.		4,000	—
Sirop de sucre.		8,000	—

Pratiquez l'épuisement par humectation et lixiviation, à l'aide de l'alcool, pour recueillir d'abord 1,500 grammes d'alcoolé, que vous mettrez en réserve, puis 2,500, que vous placerez, avec le sirop, dans le bain-marie d'un alambic, pour en éliminer toute la partie spiritueuse; réduisez le sirop à 6,500 grammes, et rendez-lui les 1,500 grammes qui lui manquent, par l'addition de l'alcoolé réservé.

Ce sirop, ainsi modifié, a une supériorité marquée sur le sirop aqueux, que l'on y ait fait entrer ou non les sucs de fruits et quelque procédé que l'on ait mis en pratique. J'ai supprimé aussi l'hydrotat de roses, attendu qu'il n'est là qu'à titre d'aromate, au milieu de substances aromatiques qui en effacent complètement l'arome. Au surplus, si l'on tenait (ce que je ne pense pas) à cet arome, l'addition de quelques gouttes d'essence de roses remplirait parfaitement le but, mais, je le répète, ce ne serait qu'en pure perte, le goût des malades n'ayant pas plus à y gagner que la thérapeutique.

SIROP DE PORTAL.

La formule du sirop de Portal fut publiée, pour la première fois, en 1818, dans le formulaire magistral de Cadet de Gassicourt. Depuis lors, elle a subi d'utiles modifications, auxquelles MM. Henry et Guibourt et moi ne sommes pas restés étrangers. Depuis lors aussi, ce sirop a acquis une telle célébrité, sinon dans toute la France, au moins dans un assez grand nombre de localités, notamment à Lyon, qu'il a gagné en importance ce que le sirop anti-scorbutique proprement dit a perdu en crédit.

Ce succès rapide de l'un au préjudice de l'autre aurait de quoi étonner, si le discrédit dont est frappé ce dernier ne trouvait pas son explication dans la versatilité de l'esprit public, aussi bien que la grande analogie que présentent ces deux produits, sous le rapport médical. Pouvant être appliqués, avec un succès à peu près égal, au traitement des mêmes maladies, bien qu'ils diffèren beaucoup dans leur composition, il est certain que le dernier venu a dû porter un rude coup à son aîné, du moment qu'il a pu jouir de la faveur publique.

Tel qu'il est aujourd'ui, lorsqu'on a suivi la formule de MM. Henry et Guibourt ou celle que je propose dans mon *Traité*, le sirop de Portal peut être jugé digné de cette faveur, que ne justifierait guères du reste celui qui résulterait de la mise en pratique du procédé originel. Cependant, comme l'excellence du produit doit répondre, autant que possible, à l'excellence de sa réputation, j'estime qu'en introduisant les modifications suivantes, soit dans le manuel opératoire, soit dans la nature des principes constituants, on pourrait facilement atteindre ce degré de perfection, tout en rendant possible la préparation à toutes les époques de l'année.

Voici, dans toute sa simplicité, l'exposé du nouveau procédé que je serais disposé à proposer :

Racines de gentiane. . . .	125 grammes.
— de garance. . . .	60 —
Ecorce de quinquina jaune. . . 60 .	—
Alcoolat de cochléaria comp. 1,000	—
Deuto-chlorure de mercure. .	0,80 centigr.
Sirop de sucre. . . . — . 16,000 grammes.	

Réduisez en poudre fine les racines et l'écorce ; traitez-les, par simple déplacement, avec tout l'esprit ardent de cochléaria, dont vous recueillerez la totalité ; faites dissoudre dans cet alcoolé, chargé de toute la matière active des substances végétales, le bi-chlorure de mercure ; procédez ensuite à la concentration du sirop ; attendez que celui-ci ne pèse plus que 15 kilogrammes, pour le retirer du feu ; laissez-le refroidir aux trois-quarts, dans un vase de terre parfaitement clos, et incorporez-y rapidement le produit alcoolique.

Ce procédé, aussi rationnel par son résultat qu'il est simple dans ses moyens d'exécution, donne, en peu de temps et avec une grande facilité, un sirop qui laisse loin derrière lui tous ceux qui ont été préparés jusqu'à ce jour, l'esprit ardent de cochléaria dissolvant beaucoup mieux que l'eau les principes végétaux qu'il est chargé d'attaquer, et sa nature essentiellement aromatique ne permettant nullement de regretter l'emploi des crucifères que consacrent les formules connues.

A peu de chose près, en effet, l'alcoolat est un fidèle représentant des principes essentiels de ces végétaux, et sa propre nature n'a rien là qui puisse raisonnablement motiver son rejet. Associé, dans des proportions sagement combinées, à des agents qui sont appelés à exercer une action particulièrement tonique, il contribue pour sa part, tout en dissimulant sa présence, aux bons effets du sirop, et il présente cela d'avantageux encore qu'il met un terme aux impossibilités résultant du manque absolu des crucifères fraîches, à diverses époques de l'année.

On peut arguer de l'absence du cresson, comme de celle de la matière amère des crucifères, dans l'alcoolat de cochléaria composé. On peut dire aussi que les proportions ne sont pas en rapport avec celles que le docteur Portal a établies entre la masse

totale des constituants et celle des plantes fraîches.
Au premier abord, cette double objection peut
sembler avoir une certaine valeur ; mais, si l'on
vient à réfléchir à la puissance du cochléaria, et
surtout à celle de la racine de raifort, puissance
représentée dans toute sa force par un liquide spi-
ritueux d'un titre élevé, et que l'on veuille bien se
rappeler que ce principe amer n'a qu'une faible
importance relative, eu égard à sa faible quantité,
on reconnaîtra qu'il y a là beaucoup plus de peur
que de mal. Du reste, que l'on essaie de mon procédé et l'argument tombera à plat ; car le sirop
présente de tels caractères que Portal lui-même ne
pourrait s'empêcher de lui donner son approbation
pleine et entière, surtout s'il le comparait à celui
qui résulterait de la formule initiale.

Respectant de cette formule tout ce qui me semble devoir être respecté, je fais entrer immédiatement dans le saccharolé le bi-chlorure de mercure
que les pharmacologistes tiennent en réserve pour
l'emploi immédiat du sirop, parce qu'il m'importe
peu que ce sel mercurique se convertisse en sulfure, sous l'influence du soufre des crucifères, lorsque cette conversion, que n'avait pas prévue l'auteur, il est vrai, ne me paraît avoir rien de contraire aux vues de cet habile praticien. Je croirais
même à son utilité, s'il m'était permis d'émettre
une opinion à cet égard, en réfléchissant à l'usage
journalier et quelquefois peu mesuré que font de

ce sirop des enfants de tous les âges et d'une constitution souvent débile et délicate; la présence
d'un sulfure de cette nature me paraissant plus
rassurante que celle d'un deuto-chlorure, surtout
lorsqu'une personne compétente ne préside pas à
l'emploi du remède; or, il arrive malheureusement
trop souvent, dans les familles, que, dédaignant les
conseils éclairés de la médecine, on se livre incon-
sidérément à cet emploi, sans se renfermer dans
les limites au-delà desquelles il peut y avoir quelque danger, surtout lorsque les sujets sont à un
âge très-tendre, et surtout aussi lorsque le sel mercuriel n'a pas eū le temps de subir la conversion
précitée.

SIROP DE STÆCCHAS ARABIQUE COMPOSÉ.

Voici encore un produit qui a joui d'une certaine
vogue, à l'époque fortunée de la luxuriante polypharmacie, et que l'instabilité des choses humaines
a fini par effacer presque complètement de la mémoire des hommes de l'art. Est-ce un bien ? Est-ce
un mal ? Si je consulte mes vieux souvenirs, je
n'hésite pas à répondre à la dernière question par
un oui très-affirmatif, d'autant plus qu'en parcou-
rant de l'œil les rayons de la cave aux sirops, je
ne vois guères, parmi ceux du même genre qui ont

échappé au naufrage, que le sirop d'érysimum composé qui puisse le suppléer, dans quelques cas particuliers. Si j'en appelle, au contraire, à l'esprit de réforme de notre temps, la réponse affirmative sera pour la première question.

Quoi qu'il en soit, je vais essayer de rajeunir cette vieille connaissance, avec l'intention de lui donner une nouvelle vie et de la mettre à même de rendre encore quelques services, dans les cas divers où elle peut être employée avec des chances de succès.

La plus simple réflexion suffit à faire comprendre de quelle utilité est ici l'intervention de l'alcool. Composé de végétaux plus ou moins riches en principes aromatiques oléo-résineux ou autres d'une nature à peu près analogue, auxquels ils doivent leurs principales propriétés, si toutefois ils ne les doivent pas toutes, le sirop de stœchas alcoolique contient en effet ces principes dans toute leur intégrité, dans toute leur puissance ; aussi, quelque bien préparé que soit le sirop aqueux résultant du procédé que j'ai fourni dans mon *Traité*, ou de tout autre procédé connu, il a une infériorité manifeste à côté du sirop alcoolique dont le mode opératoire suit.

Prenez : Épis de stœchas arabique. 90 grammes.
       Sommités de calament. . 45   —
       —   d'origan . . . 45   —
       —   de thym. . . 45   —

— de bétoine . .	15	—
— de romarin . .	15	—
— de sauge. . .	15	—
semences de fenouil. . .	15	—
— de rhue . . .	15	—
Racine d'acore vrai. . .	8	—
— de gingembre . .	8	—
Canelle de Chine . . .	8	—

Traitez toutes ces substances, réduites en poudre
et intimement mélangées, par la quantité d'alcool
à 56° voulue pour leur complet épuisement, après
toutefois les avoir humectées avec ce menstrue;
placez sur le feu

Sirop de sucre. . . . . 8,000 grammes.

faites lui subir la réduction que doit nécessiter
l'addition ultérieure de l'alcoolé aromatique, dont
le poids doit être quadruple de celui des parties végétales mises en œuvre, et opérez le mélange des
deux produits dans un vase parfaitement clos.

Ici encore il faut tenir compte de la nature
essentiellement aromatique des principes actifs des
végétaux et de la force dissolvante du menstrue,
pour que la réduction que je fais subir à la quantité
relative des constituants puisse trouver sa justification. En effet, on ne pourrait que blâmer une telle
modification, si cette double considération ne la
rendait non seulement admissible, mais encore
presque forcée. Les caractères du sirop le témoignent assez du reste pour me dispenser de toute

explication à cet égard : Ce produit est tellement
aromatique, en effet, ainsi constitué, la présence de
l'alcool, dans une sage proportion, y est si bien
appropriée, qu'il me semble tout à fait convenable
d'accorder la préférence à un procédé de ce genre,
je le répète, celui que nous avons suivi jusqu'à
présent, même avec les modifications qui ont été
proposées et mises à profit, ne pouvant pas rivaliser avec lui, quoiqu'il soit juste de reconnaître un
certain mérite aux traitements aqueux, lorsqu'ils
sont sous la direction d'un esprit éclairé et d'une
main habile.

POST-SCRIPTUM.

Ainsi que je l'ai dit en commençant, un sentiment de convenance ne me permettant pas 'de
franchir certaines limites, je bornerai là la tâche
que j'ai cru devoir m'imposer, pour faire ressortir
les avantages qui peuvent résulter de la mise en
pratique du nouveau mode que je propose. N'ayant
multiplié les faits qu'avec l'intention de bien faire
comprendre aux praticiens l'excellence de la méthode, aussi bien que sa généralisation, et croyant
avoir assez fait pour atteindre le but, je dois considérer comme superflu tout ce que je pourrais
ajouter à cet exposé, dont l'étendue peut paraître
hors de proportion avec l'importance du sujet, bien
que cette importance soit plus grande qu'on ne
peut le penser généralement.

Ce que je pourrais ajouter, en effet, ne ferait
que confirmer tout ce que j'ai écrit en faveur des
traitements alcooliques, sans rien ajouter aux éclair-
cissements que j'ai pu donner pour les rendre aussi
fructueux que possible, pour les étendre et les

varier autant que peut le permettre la nature des parties végétales à traiter.

Procédant par induction ou par analogie, les pharmaciens qui auront le bon esprit de prendre au sérieux les conseils que je me permets de leur donner, sauront faire l'application de mon procédé à un nombre assez considérable de sirops, et ils comprendront, par exemple, que cette application peut être faite, avec un égal succès, aux traitement de la scille, du safran, du phellandrium aquaticum, de la pensée sauvage, des œillets, du polygala, des feuilles de noyer, des solanées, de la digitale, de l'absinthe, de l'armoise, du lactucarium, du houblon, de la saponaire, du seigle ergoté, etc.

Je dois ajouter, en terminant, que si la Société de pharmacie de Paris accueille favorablement ce modeste essai, je verrai là le plus puissant encouragement que je puisse ambitionner, attendu que je suis en parfaite communion d'idées avec elle et que, comme elle, je ne suis animé que du désir de faire progresser l'art pharmaceutique; aussi est-ce pour répondre plus particulièrement à l'appel qu'elle a fait aux pharmaciens français, que je me hasarde à publier ce modeste essai, résultat de nombreux efforts dont elle saura apprécier, j'ose l'espérer, le véritable mobile.

TABLE DES MATIÈRES.

SIROPS COMPOSÉS OU POLYAMIQUES.

FIN DE LA TABLE.

TRAVAUX DU MÊME AUTEUR,

PAR ORDRE DE DATE.

Formule d'un taffetas épispastique, 1829.

Formule du sirop de gomme adraganthe, 1829.

Pâte de gomme adraganthe, 1830.

Note sur la pommade au garou, 1830.

Observations sur les solutés d'opium traités par l'eau de laitue officinale, 1832.

Mémoire sur les sirops de salseparcille et de Cuisinier, 1832.

Observations sur l'emploi de la chaux dans la distillation de l'eau
commune, 1832.

Du traitement de la salseparcille par l'eau, 1832.

Mémoire sur les saccharures gélatineuses, 1833.

De la dépuration des gommes-résines et de l'emplâtre diachylon
gommé, 1833.

Traitement de la salseparcille par fermentation alcoolique, 1833.

Hydrotas de laitue avec la plante sèche, 1833.

Des hélices et de leurs produits officinaux, 1834.

Note sur le baume opodeldoch, 1834.

Prompte extinction du mercure dans l'axonge, 1834.

Thridace alcoolique retirée de la laitue sèche, 1834.

Recherches sur le baume de copahu, 1834.

Considérations théoriques et pratiques sur les huiles officinales, 1834.

Solidification de l'huile de croton par la magnésie, 1834.

Fermentation alcoolique comme moyen d'extraction, 1834.

De l'insuffisance de nos moyens d'extraction dans la préparation de certains produits, 1834.

Recherches analytiques sur le monnina polystachya, 1834.

Solidification de la térébenthine par la magnésie, 1834.

Extraction de l'huile d'amandes par déplacement, 1835.

Considérations sur l'éclairage par le gaz hydrogène, 1835.

Nouveau système d'éclairage, 1835.

Considérations générales sur les plantes savonneuses, 1835.

Sirop d'orgeat au lait, 1835.

Des végétaux qui exercent une action enivrante ou vénéneuse sur les poissons, 1835.

Saccharure de café, 1835.

Sirop de gratiole, 1835.

Remarques et considérations sur les iodures de fer, 1835.

Note sur l'indostane de M. Rivet, 1835.

Considérations théoriques et pratiques sur la méthode de déplacement, 1835.

Mémoire sur quelques végétaux, considérés sous le point de vue de leurs usages bromatologiques, 1836.

De la perte résultant de l'emploi d'un suc végétal non dépuré, dans la préparation d'un mellite ou d'un sirop, 1835.

Ethérolé pour l'oblitération des dents cariées, 1836.

De la noix de galle et de divers produits pharmaceutiques dont elle est la base, 1836.

Application de la méthode de déplacement à la préparation de quelques sirops composés, 1836.

Extraction par dilution, 1836.

Méthode de déplacement appliquée à la préparation de quelques produits résineux, 1837.

Laudanum de Sydenham ; observations sur sa préparation, 1837.

Réponse aux observations critiques de M. Gay sur le laudanum de Sydenham, préparé d'après le procédé de M. Mouchon, 1837.

Mémoire sur les vins médicinaux, 1838.

Formule d'un sirop de ricin, 1838.

Suivent diverses formules de sirops publiées successivement dans le courant de 1838.

Considérations médicales et pharmaceutiques sur la racine de ratanhia. 1838.

Sirop de baume de copahu, 1839.

Nouveau mode de préparation du baume de Fioraventi, 1840.

Observations pratiques sur le sirop de violettes, 1840.

Traité complet des saccharolés liquides, 1 vol. grand in-8 de 400 pp. 1840.

Sirop des cinq racines apéritives, 1840.

Considérations pratiques sur l'emplâtre simple, 1840.

Sirop d'anémone pulsatille, 1840.

Sirop des quatre fruits rouges, 1840.

Documents et considérations en faveur du problème de la prompte extinction du mercure, dans la préparation de l'onguent mercuriel, 1840.

Considérations générales sur la fabrication de la bière, d'après le procédé bavarois, 1841.

Coup d'œil rétrospectif sur les produits ferrugineux, 1841.

Mémoires sur les préparations amygdalines, 1841.

Un mot sur le sirop de karabé, 1842.

Note sur la falsification du lycopode, 1842.

Notice historique sur Parmentier, 1842.

Considérations sur l'emplâtre de ciguë, etc., 1843.

Mémoire sur les huiles de poisson en général, 1844.

Mémoire sur le fucus crispus, ou mousse perlée, 1844.

Lettre à M. Chevalier sur la question du baccalauréat, 1841.

Mémoire sur les éthérolés, ou teintures éthérées, 1845.

Essai sur le lactucarium, 1845.

Note sur l'hypo-sulfite de soude, 1845.

Sirop de deuto-iodure de mercure, 1845.

Essai-pratique sur la conserve de cynorrhodons, 1846.

Dictionnaire de bromatologie végétale exotique, 1 vol. in-8 de 400 pp. 1847-48.

Revue du traité des saccharolés liquides, 1851.

De la magnésie considérée dans ses applications, soit comme intermède, soit comme auxiliaire, soit aussi comme agent modificateur, 1851.

Considérations sur la lactucine, le lactucarium et les chicoracées du genre lactuca, 1852.

Du marronnier d'Inde, considéré comme agent fébrifuge; de l'esculine, de la saponine et de l'extrait de marron d'Inde, 1853.

Sirop de feuilles de frêne, 1853.

Mémoire sur le frêne commun, 1853.

Emplâtre de ciguë, nouveau procédé, 1853.

Axonge officinale, 1853.

Observations pratiques sur la pommade et l'alcoolat de concombres, 1854.

Nouveau mode de préparation applicable à quelques teintures alcooliques, 1854.

Formule d'une teinture hémostatique, 1854.

Considérations pharmaceutiques sur le bois de gaïac, 1854.

Recherches pratiques sur le lactucarium pour en extraire la lactucine, 1854.

Remarques et considerations sur quelques composés iodiques, 1854.

Granules carbo-tanniques, 1854.

Mémoire sur les résines de Jalap, scammonée, gaïac et autres analogues, 1855.

Nouveau mode d'extraction appliqué à la préparation de certains produits énergiques du règne végétal, 1855.

De l'insuffisance des moyens ordinaires d'extraction mis en pratique pour l'épuisement du quinquina jaune, 1856.

Mémoire sur les bourgeons de sapin, 1856.

De la térébenthine, de son huile essentielle et de quelques produits pharmaceutiques à base de térébenthine.

Monographie des principaux fébrifuges indigènes du règne végétal, 1 vol. in-8, de 150 pp., 1856.

Encore un mot sur l'onguent napolitain, 1856.

Gélatinisation de l'huile de foie de morue, 1856.

De quelques unes des causes de ruine de la médecine et de la pharmacie, et des moyens d'y remédier, 1857.

Considérations sur les salsepareilles en général, et sur la salsepareille d'Europe en particulier, 1858.

De quelques généralités applicables à la préparation des alcoolés, 1858.

Exposé-sommaire d'un fait toxicologique remarquable, 1858.

Du gentianin ou principe amer de la gentiane, 1858.

L'emploi du noir animal, proposé par M. Dannecy, à titre d'agent modificateur de certains produits pharmaceutiques, doit-il être considéré comme utile ou comme nuisible? 1859.

Mode de préparation du sirop d'Esculine, 1859.

Emplâtre de vigo-cum-mercurio ; nouvelle modification proposée
pour la prompte exécution de ce produit, 1859.

Essai pratique sur le sirop alcoolique de quinquina, 1860.

Sirop d'écorce d'oranges amères hydralcoolique, 1860.